# 脉法私言

浅田宗伯原著
長谷川弥人訓読校注

たにぐち書店

# 序

脉法私言は浅田翁が門下生のため、傷寒論を中心とした脉学を明らかにしたもので、塾生の必修の教課本の一つであった。しかし脉学は理解きわめて困難であるし、さらに漢文にて記載してあるので、近代人には全く敬遠されているようである。不肖浅田塾の他の教課本を訓読した縁により適任とは思わないが、本書にも敢えて挑んだ。博雅の方の叱正を得るか、或はこの本により脉学を学ぶ人が一人でも多く現れれば筆者の喜、これに過ぎるものないだろう。

平成六年七月

後学　長谷川弥人　識す

# 凡　例

一、本書は『脉法私言』（活字本）を訓読したものであるが、理解を助けるため、左記の如く加筆した。

一、人名には左棒線を、書名には『　』を附し、難訓の字とともに頭注に簡単に説明した。また明らかに誤植と思われるものは訂正した。

一、引用の経文はその出所を『傷寒論識』『雑病論識』（浅田宗伯選集）の頁数で示し、参照の便を計った。

一、引用経文の短句のものは補注にてその条文をあげ、必要に応じ注釈を頭注に示した。

一、脉の説明の理解を助けるため欄外に本間棗軒、喜多村栲窓の言を引用した。

一、最後に先生の他の著書の脉に関する記述を附添した。

一、余説をあげて参考に供した。

# 目次

# 再刻　脉法私言の序

医の脉理を辨ぜざるは猶《なお》人の五常を辨じざるがごとし。五常乖錯《かいさく》すれば人倫滅裂《めつれつ》す。脉も亦然り。血気の神、邪正の別、諸《これ》が中に有《あ》らば必ず諸《これ》を外に形《あらわ》す。苟《いやし》くも之れを明らかにせざれば則ち何を以て気血の先機を知り、疾病の進退を察し、以て死生の分を決せん。洵《まこと》に方技の切要《せつよう》、精究せざる可からざるなり。然りと雖も、叔和而《より》降《のち》、脉書多岐、初学の徒茫乎として津涯《しんがい》に迷う。故に家翁竊かに仲師の脉に原《もと》づき、諸家の要言を采《と》り、編して一書と為し、名づけて『脉法私言』と曰う。曩《さき》に家塾に印刷し而して其版已に焚《ふん》す。今茲辛巳七月、如春医院、『雑要辨要』を印刷し、功既に竣《おわ》る。之れに継ぎ、好生医院『傷寒辨要』及び『翼方』の印刷の挙あり。吾が輔仁社、今又相議し、比の書を刷し、以て謄写《とうしゃ》の労を省く。脉病二課の書已

五常―人の常に存るべき五の道。即ち仁義礼智信
乖錯　カイサク―そむきくいちがう
諸―之於
切要　セツヨウ―極めて重要なこと
叔和―王叔和、晋の太医令。脉経の著あり
而降―以降と同じ
津涯―舟をつける岸
焚　フン―やく
辛巳―明治十四年(一八八一)

に成る。証治二課の書の如く、将に漸次印刷し以て同志に頒《わか》たんとす。古人曰く、「脉の候は幽にして明らかにし難し、心の得る所、口述ぶる能わず」と。嗚呼、脉理固《もと》より明らかにし難し。而して初学の徒、此れに拠《よ》って以て階と為し梯と為し、活物に即し其の理を究むれば則ち未だ秦医《しんい》の晋《しん》侯を診し、淳于《じゅんう》の才人を察するが如き能わずと雖も、或は発悟する所有らん。庶幾《ねがわく》ば滅裂の患無からん歟。

明治十四年十一月

棕園浅田惟斆謹んで撰す

秦医―扁鵲、姓は秦、名は越人という。史記列伝に伝あり

淳于―倉公のこと。史記列伝にあり

滅裂―はなればなれになること

# 脉法私言の序

上聖の道、孔子に至り折衷して、怪力乱神を語らず。『論語』を観て以て知るべし。軒岐の道、仲景に至り折衷して空論虚説無し。『傷寒論』を閲して以て見るべし。然るに後世の医流、陰陽五行の理を推し、長生延年の説を雑《まじ》え、以て天下の耳目を塗す。是に於いて仲祖の沢、日漸く晦蝕《かいしょく》す。嘆ずるに勝《た》ゆべけんや。吾が邦の医門、其の弊風に浸漬《しんし》する已《すで》に久し。当今の時、其の最も悪むべき者、又二蔽有り、詩若しくは文を以て其の技を縁飾《えんしょく》し、高く自ら標榜《ひょうぼう》し、異を立て勝を求め、輒ち疾声大呼、『傷寒』『金匱』何ぞ取るに足らんと謂う。此れ迂儒の経済自ら命じ、茫として実功無き者と異る無し。此を以て教を立て、害を医流に貽《のこ》し、并びに生霊を戕賊《しょうぞく》する尠《すくな》からず。而して俗医の巧黠《こうかつ》なる者は則ち又眼に一丁を識《し》らず、務《つと》めて時

軒岐の道——医道をさす。軒轅即ち黄帝と岐伯とをさす

晦蝕——おとろえ、むしばまれる

浸漬　シンシ——ひたり、つかる

縁飾——表面をつくろってかざる

標榜　ヒョウボウ——自分の主張、主義を公然とかかげる

経済——経世済民の略。世をおさめ民をすくう

戕賊——そこなう、殺す

巧黠——わるかしこい

好を逐い、浪談浮議《ろうだんふぎ》、鳶肩羔膝《えんけんこうしつ》し、以て容悦《ようえつ》を一時に取り、其の技の偶中を僥倖し侈然《いぜん》として自大《じだい》し、曰く「医は活物なり、焉んぞ読書を以て為さん」と。嗚呼此れ夫の九僧の不立文字と以て異る無し。夫れ二者の伎倆、世俗極めて炫惑《げんわく》し易き者、其の心術の蠹《と》、生民の害、日以て益《ますます》深し。而して仲祖の沢、益《ますます》以て晦塞《かいそく》す。

友人浅田識此、此に慨する有り。胸中万巻、之れに本づくに忠信を以て、之れに資するに剛介《ごうかい》を以てし、実用の際に肆力《しりょく》し、専ら仲景を以て圭臬《けいげつ》と為し、対病処方に及んでは則ち戦競惕勵《せんきょうてきれい》、公を秉《と》り正を持《じ》し、絶えて私意無く、卓然として自ら一家を為す。戸外、履《り》恒《つね》に満ちて、四方有志の士、其の風を聞いて勃興し、争って入門する者日に滋多《ますます》し。曩《さき》に『傷寒辨術』を著わし、既に世に布し。頃《このごろ》又『脉法私言』を著わす。塾中の諸子相偕《とも》に醵資《きょし》し、活字刷印し、以て毛錐《もうすい》の労に代え、叙を余に請う。余受けて之れを読むに、空理を排斥し、深錮《しんこ》を拓開《たくかい》し、痛快直捷、歴々、実事に験す。是に於いて、千古の烱眼を仲祖の道豁然として雲霧を披《ひら》きて白日を観るが如し。千古の烱眼を

浪談―無駄な根拠のないことを論議する
浮議―根拠の無き議論
鳶肩―いかり肩
羔膝―小羊のひざ
容悦―こびへつらう
侈然―おごりたかぶる
自大―尊大にかまえる
炫惑―くらみまどう
蠹―むしくい、むしばむ
晦塞―くらましふさぐ
剛介―気性つよく節操のかたいこと
圭臬―標準、法度
戦競―おそれつつしむ
惕勵―おそれはげむ
秉公持正―公正をとり、まもる
醵資―金銭を出しあう
毛錐―毛筆のこと
深錮―深くとじこめられたもの
直捷―まっすぐの近道
烱眼―するどい眼。烱は炯の俗字

嘉永六年―一八五三年

具すと謂うべし。余深く晨鐘夢を破るの功と門人の篤志とを喜ぶなり。故に鄙陋《ひろう》を以て、辞せずして、諸《こ》れを巻首に弁じ、以て之れを還《かえ》す。

嘉永六年　癸丑　小春之月

権藤行識す

# 脈法私言

信濃　浅田惟常著　門人　土佐　黒岩静山
美作　山辺三子　同校

今茲《ことし》弘化乙巳孟春、余微恙《びよう》あり。客を謝し、家に在り数日、塾生と医事を商確《しょうかく》し以て消間《しょうかん》す。偶《たまたま》語脈法に及ぶ有り。因りて先輩脈を論ずるの言を挙げ、之れを折衷す。又往年著す所の『傷寒釈脈』を取り、其の間に闌揷《らんそう》す。顔して『脈法私言』と曰う。豈に敢えて之れを大方に示すと謂わん。吾が党の小子、脈学に於いて苟も少補する所有らば是れ幸なり。

凡そ人の疾病死生に於ける、気血の盛衰に由らざるなし。而して

乙巳—一八四五年
孟春—正月
微恙—かるい病
商確—引きくらべて定める
消間—消閑、ひまつぶし
闌揷　ランソウ—みだりにさしはさむ

脉なるものは、血の流派、気が然らしむれば則ち気血変有り、脉も亦異常ならざるを得ざるなり。是を以て之れを候《うかが》うの道は気血の盛衰を知るに過ぎず、安《な》んぞ其の所謂五臓六腑七表八裏九道十二経なる者を見んや。

夫れ脉の浮沈あるは、余、気血の陰陽あるを知るなり。脉の虚実あるは、余、気血の強弱あるを知るなり。脉の遅数あるは、余、気血の疾徐あるを知るなり。脉の緩緊あるは、余、気血の勁柔あるを知るなり。脉の滑濇あるは、余、気血の張縮あるを知るなり。脉の結代あるは、余、気血の間歇《かんけつ》あるを知るなり。脉の洪細あるは、余、気血の過不及あるを知るなり。血気盛んな者は脉必ず盛ん。血気衰うる者は脉必ず衰う。自然の理なり。既に能く此の脉状を審らかにし、以て気血の盛衰を知れば、則ち医の能事畢る。

華佗曰く、「脉は気血の先なり」と。

董西園曰く、「脉は血の府なり、血、脉中に充《みた》して、気に縁って流行し、肢体百骸、到らざる所無し。故に気血の先機と為す。此れに

---

七表―脉の性状に七つの陽を示すものあるとの説
八裏―同じく八つの陰を示すものがある
九道―陰陽兼脉が九つある
十二経―人身に十二経脉がある

華佗―後漢の人、魏の曹操の主治医。三国史に伝記あり
董西園―清の人、医級の著あり
骸　ガイ―からだ

天年―寿命

憑《よ》り、以て気血の盛衰を察すべし。疾病未だ形せざるに脈先に昭著《しょうちゃく》す。故に先機と云う。所謂脈とは即ち経脈なり。若し専ら経を以て脈と為せば則ち反って気血を言うを遺す。但し血を言えば則ち気を遺す。但気を言えば血を遺す。故に脈を以て之れを明らかにす。凡そ邪正虚実寒熱、此に憑って、推して得べし」と。

朱好謙曰く、「古の脈の字は血に従《よ》り永に従《よ》る。気血各《おのおの》分派に依って経絡を行らしむ所なり。今の脈の字は月に従り永に従り所以《ゆえ》に肌肉之れを以て長久にして天年を保たしむなり。脈とは三あり、一に命の本と曰い、二に気の神と曰い、三に形の道と曰う」と。

以上諸説参看すれば則ち以て脈は気血の府為るを徴するに足る。

## 要約

脈は気血の盛衰を知るに過ぎず。

張氏—張仲景
王冰—唐の人、素問の注を書く

七表八裏九道十二経の証は信じられない。

| 脉 | 気 | 脉 | 気 |
|---|---|---|---|
| 浮沈 | 陰陽 | 滑濇 | 張縮 |
| 虚実 | 強弱 | 結代 | 間歇 |
| 遅数 | 疾徐 | 洪細 | 過不及 |
| 緩緊 | 勁柔 | | |

血気盛—脉盛
血気衰—脉衰

脉状を審らかにして気血の盛衰を知る。
華佗、董西園、朱好謙の説を引いて脉は気血の府なりと断ず。

張氏の脉法は寸口を以て主と為して、跗陽少陰、之れに副う。寸口は即ち『素問』の所謂気口なり。王冰『五蔵別論』に注して曰く、「気口は即ち寸口なり。亦脉口と謂う。寸口を以て気の盛衰を候《うかが》うべし。故に気口と云う。以て切脉の動静とすべし。故に脉口と云う。

龐安時――字は安常、宋の人。
傷寒論総病論を撰す

皆同じく手の魚際の後、同身寸の一寸を取る。是れ則ち寸口なり」と。是れなり。

跗陽は一に衝陽と名づく。『霊枢』「本輸篇」に云う、「衝陽は尺跗上五寸、陥する者の中なり。原足《もと》を揺がして之れを得ると為す」と。「六十六難」に云う、「胃の原は衝陽に出ず」と。是れなり。

少陰は即ち太谿なり。『霊枢』「九鍼十二原篇」に云う、「陰中の大陰、腎なり。其の原は大谿に出ず」、「六十六難」に云う、「腎の原は太谿に出ず」と。是れなり。

凡そ此の三者、皆血気の出入要会なり。能く死生吉凶を決する所以、一を闕くも不可なり。故に『難経』に云う、「気口、寸と為し、脉の大会と為り、死生吉凶係《かか》わる」と。龐安時曰く、「傷寒必ず太谿、趺陽を診るは、人、腎脉胃脉を以て主と為すを謂う」と。其の義以て見るべし。後世、『難経』独り寸口の説を取り、盛んに行わるも、趺陽少陰の診、廃す。真に哀む可し。

## 要　約

張氏の脉法は寸口が主で、趺陽、少陰とが副である。
寸口―気口または脉口という
趺陽―衝陽ともいう―胃脉
少陰―太谿ともいう―腎脉
近来、趺陽、少陰の脉診が廃すは哀むべし。

凡そ脉を持するの法は、先ず中指を以て、掌後の高骨上に当て、然る後に斉しく塩禁の二指を下す。若し人の臂長ければ則ち疎に其の指を排し、臂短かれば則ち密に其の指を排す、重からず軽からず、委曲《いきょく》之れを求む。所謂三指停穏なる者是なり。

朱晦庵曰く、「丁徳用密に三指を排するの法に至れば則ち予竊かに意うに、診者の指に肥瘠あり、病者の臂に長短あり、是を以て相求

---

高骨―橈骨茎状突起
委曲　イキョク―くわしく
　こまかい
朱晦庵―名は熹、南宋の儒学者、朱文公と称す。四書集註などの著あり
丁徳用―宋の人、医書の著述あるが逸書となった

三部の義—顔面を上部、手を中部、足を下部とし、寸口、関上、尺中の脉にてそれを診するとの説

倍—二倍

蓰—五倍

韓氏—明の人、名は忞（ボウ）、飛霞道人と号す。医通の著あり

羅　ラ—うすい絹

む、或は未だ定論と為すを得ず」と。正に確説と為す。

蓋し三指を用うるは三部の義を候《うかが》うに非ず。二指は足らず四指は余有り、其の中を執るのみ。若し其の便を方《くらべ》れば必ずしも三指を以てせず、二指或は一指と雖も亦可なり。近ごろ西洋診脉法を聞伝する者曰く、「彼は手の寸口一処にて一指縦按し以て能く病状を審らかにす」と。豈に深く拘る可けんや。後世挙按の説起り、浮沈を論ずる者、其の人を以てせず、而して己の指を以てす。然れども脉固より指の浮沈と為さざれば、則ち指能く脉の理を浮沈する無からん。笑うべきの甚しきなり。

凡そ病に臨む者、其の寸口を按じて浮ならずは則ち必ず沈、沈ならざれば必ず浮、是れ自然の勢なり。而してその間、息を以て之れを計り、遅なれば則ち盈せず、数なれば則ち倍蓰《ばいし》す、毎に是の如くすれば則ち数般の脉状自ら指下に了然たり。

韓氏『医通』に云う、「初学の切脉、薬羅《やくら》を覆うて、絹上に三部を画き、教者、襯《した》しく琴絃を以て弦を験し、小栗を以て滑を験し、刮

捷径　ショウケイ―手近かな方法

竹痕を以て濇を験し、截葱管を以て芤を験し、敗絮を以て濡を験す」と。是れ亦脉を学ぶの一捷径法なり。

## 要約

脉診の手技を述べ、尺関寸の脉を身体の部位にあてる説を否認した。
韓氏の脉学の練習法を紹介した。

甚しいかな脉の体認し難き。持脉の際、心に弦と以為《おも》えば則ち適《まさ》に弦ならざる無し。又緊と以為《おも》えば則ち適《まさ》に緊ならざる無し。況んや弦と緊と相類し、微と濇と相類し、緩と遅と相類し、滑と数と相類するに於いてをや。大抵、浮沈小大滑濇等を除くの外は皆然りと為す。

王叔和曰く、「脉理は精微、其の体、辨じ難し。弦緊、浮芤、展転相類す。心に在って了し易く、指下明らかにし難し。沈を謂いて伏と為せば則ち方治永く乖《そむ》く。緩を以て遅と為せば則ち危殆《きたい》立ちどころに至る。况んや数候倶に見われ、病を異にし、脉を同じくする者有るをや。夫れ脉理の明らかにし難き、古よりして然り。学者其の際に臨み、宜しく虚心以て之れに処し、精神を三指の頭に寓し、自然に得べし」と。

蘇綽曰く、「凡そ人の体を理《おさ》むる当に先ず己の心を理むべし。心は一身の主、百行の本なり。心清静ならざれば則ち思慮妄生す。思慮妄生すれば則ち理を見るに明らかならず、理を見て明らかならざれば則ち是非謬乱《ぜひびゅうらん》す。是非既に乱すれば則ち一身自ら理むる能わず。安んぞ能く人を理めんや。是を以て、人を理るは要《かならず》心を清くするに在るのみ。夫れ所謂心を清くすとは貨財を貪らざるの謂に非ず、乃ち心気を清和せしめんと欲するなり。志意端静、心和志静なれば、則ち邪僻の慮、由って作《おこ》る無し。邪僻作《おこ》らざれば、則ち凡そ思念す

王叔和―晋の太医令。脉経の著あり
了―了解
是非謬乱す―是と非とが、あやまり乱れる
謬　ビュウ―あやまる

る所、至公の理を皆得ざる無し。以て其の人に臨めば則ち彼の下人孰れか従化せざらん。是を以て人を理むるの本は心を理むに在りと称す」と。余脉を学ぶに於いても亦言う。

## 要約

脉は体認がむずかしい。

弦と緊、微と濇、緩と遅、滑と数と相類す。

虚心に精神を指に集中して脉を切せよと王叔和と蘇綽との説を紹介して訓えた。

古語に云う、「人心の同じからざるは其の面の如くなり」と。脉も亦然り。強弱洪細人人同じからず。若し其の不強不弱不洪不細を以

調匀　チョウイン—ととのえる

---

て調匀和緩《ちょういんわかん》、意思欣欣、以て名状し難き者、之れを平脉と謂う者は誤なり。之を要するに脉亦性のみ。故に其の人に因りて大小長短及び性気緩急ありて、脉同じからず。是を以て平脉各《おのおの》体を異にすと雖も、苟も疾む所有れば則ち其の平を変ぜざるを得ず。乃ち其の変ずる所に就いて始めて其の浮沈遅数を謂うべきのみ。世医動《やや》もすれば平生の脉を知って病脉稍知るべしと謂う。愚も甚しと謂うべし。

　又人平常脉傍行する者有り。名づけて反関と謂う。『医宗金鑑』に云う、「反関の脉とは寸口に行らずして列缺に出ず、絡は臂後に入り、手の陽明大腸の経なり、其の関上に順行せざる以ての故に反関と曰う」。又曰う、「病人を側立せしめ、其の手診の方見るべきなり」と。是なり。或は一手反関なる者有り、或は両手反関なる者あり、或は反関病を得て順行し原位に復する者有り、或は其の常に在って全く脉を見ず、其の病を得るに及んで纔かに始めて脉を見る者有り、種種変態各同じからず。

　凡そ是の如き者、将に何の地に於いて、其の蔵府経絡を候定せん

倉卒　ソウソツ—いそがしい
揮霍　キカク—はげしい
扁鵲飲云云—史記の扁鵲伝にある
上地の水—地表に落下する前の、たとえば木や竹にたまる雨水
爽　ソウ—たがう、誤る

か。且つ三四脉連言する如き者、之れを指下に晰《あきらか》にせんと欲す、竟に辨識すべからず。況んや倉卒《そうそつ》の需《もとめ》に応じ、揮霍《きかく》の病に臨んで而して陽を分ち陰を分ち、蔵と府とに之れ配して毫も差失無しと曰う、吾敢えて信ぜざるなり。

王元禎曰く、「脉理吾れ惑う、蓋し太史公『史記』を作りし自《よ》り、已に扁鵲上地の水を飲み、三十日に能く垣を隔てて人の五蔵を視、特に脉を診するを以て名を為《な》すと言う。則ち其の意固より見るべし。今両指を以て人の三部を按じ、遂に定めて某府某蔵の病を受くと為し、七表八裏九道を分析し、毫毛爽《たが》う無し。此れ但に世に其の人少きのみならず、古と雖も亦難し。此れ彼此相欺くに過ぎざるのみ」と。

恬然―平気でいる

## 要約

脈は個人により異る。健康人の脈を平脈という。疾病があれば脈が変る。その変ったところで浮沈遅数を謂うのである。

反関の脈とは動脈の走行異常である。

反関の脈があるので、脈の臓腑経絡を候定できない。

また、脈の三四を連言するのも指下で明らかにできない。

王元禎の説を引用して、古人の説を否定した。

（病気により反関〈動静脈の走行異常〉が変化するとは理解困難である。）


近世脈を主とする者必ず証を遺し、証を主とする者は脈を遺す。余を以て之れを視れば、両弊無き能わず。何んとなれば元気漸く虚の証、其の初脈の病むや《や》少なり、彼の脈を主とする者、其の脈の始め病まざるに方《あた》るや恬然《てんぜん》として自ら外にして遂に篤証を致す。又裏虚の微[(1)]渋に於ける、陥[(2)]胸柴[(3)]胡の沈緊に於ける、或は認めて以て裏寒と為し、或は認めて少陰と為す。其の真を誤まざる者幾《ほと》んど希なり。又元気頓虚の証、其の初脈病也《また》多し。若し証を主とすれば則ち忽然として其の斃に至って始めて覚《さと》る。粗漏の甚しいと謂う可し。此れ其の脉家の誤多きを悪み、以て其の弊を矯《ため》んと欲して遂に此に至る者なり。

『直指方』に云う、「脉と証と相依って行る。脉とは其の証の未だ明らかならざるを剖《わか》つ所以、証とは其の脉の猶隠れるごときを索《もと》める所以、脉に拠って以て証を験す。所謂手に得、心に応ずる者是れ爾《のみ》。証を問うて以て脉を参じ、所謂医は意なり、是れ爾《のみ》。烏《いずく》んぞ一を挙げて一を廃すべけんや」と。

詹東図《せんとうと》も亦曰く、「医者の病を審らかにす、望と曰い、聞と曰い、問と曰い、切と曰う。蓋し切脈を以て之れを望問聞を験するなり。先ず之れを形色あるに審らかにし、以て終に之れを形色無きに審らかにす。内外本来具《つぶさ》に之れを知る。脉の浮沈弦数あるは固《もとより》なり。然

(1)　補注(1)
(2)　補注(2)
(3)　補注(3)

直指方—宋の楊士瀛撰

詹東図—明の人、名は景鳳、字は東図

原—たずねる
要—もとめる
既参又伍—多くをつきあわせ判断する
訑訑然—満足して得意のありさま
倖中—さいわいにあたる
負恃—たのみにする
・底本、豈の字を脱す

れども浮沈弦数の中、其の端、各又至煩なり。苟も問以て聞を証し、聞以て望を証し、始を原《たず》ね終を要《もと》め、以て其の是を求む。既参又伍、以て其の当を求むるに非ずんば脉の指す所、冥冥求むと雖も必ず之れを失せん。古人切脉を望問の終に置くは其の証、断じて脉に尽くと謂うに非ざらん。而して脉の望聞問を無とすべからずや審らかなり」と。又云う、「切脉して之れを断じ差《たが》わざる者は恃《たの》む所、先《さき》に望、聞、問が有ればなり。予謂う問尤も急と。其の身の疾病する所と疾の自ら始まる所とを得んと欲するは詳らかに問に在るなり。今の医者自ら其の明に負う。故に問わずして脉を切し、一に脉を以て断ず。即ち病者其の故を以て告げんと欲するに、訑訑《ちち》然として曰く、『我切して之れを得たり、煩言する無れ』と。斯くの如くにして一当を得れば、且《しばら》く倖中と為すを免れずと為す。万一之れを失すれば病者を如何にせん。故に医にして自ら負恃《ふじ》し細詳を求めざるは最も大病と為す。人命生死玆に在り、豈・に以て軽試して漫投す可けんや」と。

此の説実に診家の頂針と為す。

## 要約

脉を主として証を軽視する者、証を主として脉を略する者あるが、ともに弊がある。

病の初め、脉の変化が少いので脉を主とする者が誤る。

裏虚の微渋[1]、陥胸[2]柴胡[3]の沈緊は証をよくみないと裏寒あるいは少陰となしてその真を誤まらないものまれである。

元気頓虚の証では証を主とする医は、脉の病むを知らずに忽然と斃れ、初めて覚るという。

『直指方』と瞻東《せんとう》図《と》の言とを引用して、望問切とともに脉を診ることを説き、脉のみの診を切に戒めた。

この条、理解困難である。補注1・2・3の欄外の註をみよ

## 補注

(1)陽明病、譫語潮熱を発す、脉滑にして疾なる者、小承気湯之れを主る。一因っ

て小承気湯一升を与う。腹中転矢気ある者更に一升を服す。若し転矢気せざる者は更に之れを与うる勿れ。明日大便せず。脉反って微渋する者は裏虚なり。難治と為す。更に承気湯を与うべからず（傷寒論識四四七頁）

少陰病、下利、脉微渋、嘔して汗出で、必ず数《しばしば》更衣し反って少き者、当に其の上を温め之れを灸すべし。（傷寒論識六二四頁）

(2)傷寒六七日、結胸熱実し、脉沈にして緊、心下痛み、之れを按じ石鞕なる者、大陥胸湯之れを主る。（傷寒論識三〇二頁）

(3)本太陽病解せず、転じて少陽に入る者、脇下鞕満、乾嘔、食する能わず、往来寒熱、尚未だ吐下せず、脉沈緊なる者、小柴胡湯を与う。（傷寒論識五二六頁）

古昔《むかし》扁鵲脉を以て名を得たり。而して西土歴代の医人概して診脉を以て病を知るを貴と為す。他の三診に於いては則ち蔑如《べつじょ》するなり。

---

(1) この条は陽明承気湯の証が、脉が滑疾より微渋に変化したことで、承気湯の証でなく裏虚に変じたことを示した

少陰病は脉微細であるが、今微濇となった。これは病が少陰を離れんとしている。嘔して汗出ずは労汗なり

(2) 脉沈而緊は熱、裏に結ぶの候、柴胡湯の脉の一等進んだもの

(3) 往来寒熱脉浮緊が小柴胡湯の証であるが、乾嘔食する能わずで若し吐下を経ていれば調胃承気湯である。しかし吐下を経てないので小柴胡湯が与えられる

蔑如—卑しみ軽んず

惟《ただ》明の戴氏原礼の『証治要訣』の一書、全篇曽《かつ》て言の脉に渉る者無し。蓋し彼脉知らざる者に非ず。但其の方寸、脉に疑有り。以謂《おもえらく》、寧ろ直ちに証に拠って治を為せば足る。疑有るを以て之れを書に筆せざるなり。

許胤宗曰く、「医は意なり。人の思慮に在り。又脉候幽微、其の別ち難きに苦しむ。意の解する所、口能く宣《のぶ》る莫し。且つ古の名手、惟是れ脉を別つ。脉既に精別し、然る後に病を識る。夫れ病の薬に於ける、正に相当する者有り、惟須らく単に一味を用い、直《ただ》ちに彼の病を攻むべし。薬力既に純なり、病即ち立ちどころに愈ゆ。今人脉を別つ能わず、病源を識る莫し。情を以て臆度《おくたく》し、多く薬味を安《やす》んず。之れを猟に譬う。未だ兎の所を知らず、多くの人馬を発し、空地遮囲、或は一人偶然の逢うを冀《ねが》うなり。此の如く病を療し、亦疎ならずや。仮令《たとい》一薬偶然病に当るも復其の他味相和し、君臣相制し、気勢行《めぐ》らず、差《い》え難き所以、諒《まこと》に比れに由る。脉の深趣《しんしゅ》既に言うべからず。歴《れき》に経方を設くも、豈に旧に加えん。吾之を思うこと

戴原礼―思恭、復菴と号す。明の人。証治要訣の著あり

許胤宗―唐書、旧唐書に伝記あり。南北朝の陳に仕えた

臆度　オクタク―おしはかる

深趣―深いおもむき

歴―次々と整える

久し。故に著述する能わざるのみ」と。戴氏能く此の意を得たる者と謂うべし。

蓋し方証相対し而る後に其病必ず愈ゆ。徒らに能く其の脈の変化を診得すとも、方証相対せざれば則ち病何以て治せん。故に疾病の状態に於いて脈証相須して変化極《きわま》り、治法中《あた》る。豈に脈を忽略《こつりゃく》して病の在る所を求むべけんや。夫れ脈を明らかにし証を識り、名を辨じ、位を定め、心に得て手に応じ、庶幾《こいねがわく》は余蘊無からん。

忽略——なおざりにする
余蘊——余っているたくわえ

## 要約

扁鵲以来名医は診脈が巧みといわれ、他の三診を蔑視する。ただ明の戴原礼のみ『証治要訣』に脈を説かない。脈に疑があるので、証に拠って治をすればよいとした。

許胤宗は脈の深趣はいえないので、著述しないと云う、戴氏はこの意であろう。

脈と証とをともに明らかにすれば、十分である。

　脈の候たる、陰陽の位を辨じ、寒熱の勢を定め、虚実を審らかにし、死生を決する所以なり。是れを以て張仲景の論に於ける、浮沈以て表裏を別ち、遅数以て盛衰を辨じ、滑濇以て血気を察し、細大以て盈虚を知る。

　凡そ病の虚実、邪の進退及び死生の訣は、脈にて験せざる靡し。今脈浮、乃ち其の表為るを知る、脈沈、乃ち其の裏為るを知る。論[1]に曰く、「脈浮なる者、病表に在り、発汗すべし」。又[2]曰く、「頭痛発熱、脈反って沈、身体疼痛す、急に当に裏を救うべし」と。是なり。脈緊数、乃ち其の熱の盛と為るを知る。脈遅緩、乃ち其の熱の衰うと為るを知る。故に曰く、「脈[3]緩なる者は名づけて中風と為す」、「脈[4]陰陽倶に緊なる者名づけて傷寒と曰う」と。又浮数を以て表熱と為し、微緩を以て愈《いえ》んと欲すと為すなり。脈微細乃ち其の虚寒を知る。

(1) 論曰—補注(1)
(2) 又曰—補注(2)
(3) 脈緩なる者—補注(3)
(4) 脈陰陽倶に—補注(4)

(5) 曰く―補注(5)

(6) 曰く―補注(6)

(7) 論曰―補注(7)

(8) 論曰―補注(8)

曰く[5]「少陰の病為る脉微細なり」と。是れなり。脉洪大、乃ち其邪気の盈実を知る。曰く[6]「陽明病脉大」と。是れなり。

夫れ陰陽の位を辨じ、寒熱の勢を察し、術に臨むの道、全く此に創り、而る後に熱の盛なる、其の脉当に緊数なるべし。而して反って微弱、以て其の虚たるを察すべし。虚の已に甚しき、邪気と相抗せざれば則ち終に救うべからざると為る。論[7]曰く、「脉微渋なる者は裏虚なり」と。是れなり。寒の甚しき、其の脉当に微弱なるべし。而るに或は全く無し、以て其の危と為すと察すべし。危の已に極まる、薬気を相応ぜざれば則ち終に死に至ると為す。論[8]曰く、「脉還らざる者死す」と。是れなり。

夫れ虚実を察し死生を決する。臨術の道全く此に終る。此れ皆脉の至要なり。知らざるべからざるなり。

## 要約

脈は陰陽、寒熱、虚実を明らかにして死生を決するものである。

張氏の論

- 浮沈―表裏　補注(1)・(2)
- 遅数―盛衰
- 滑濇―血気
- 細大―盈虚
- 緊数―熱盛んなり　補注(4)
- 遅緩―熱衰う　補注(3)
- 浮数―表熱
- 微緩―愈えんと欲す
- 微細―虚寒　補注(5)
- 脈洪大―邪の盈実　補注(6)
- 熱の盛―其の脈緊数なるべし
  - 反って微弱―虚

寒の甚—其の脉微弱なるべし

全く無し—危険　　補注(7)

傷寒論識に云う、麻黄湯は

桂枝湯に作るべし

脉法私言に引用するものと

少しく異る

## 補注

(1)脉浮なる者、病表に在り、発汗すべし、麻黄湯に宜し。(傷寒論識一三七頁)

(2)病、発熱頭痛す、脉反って沈、若し差えず身体疼痛するは当に其の裏を救うべし、四逆湯に宜し。(傷寒論識二一〇頁)

(3)太陽病、発熱汗出でて悪風し脉緩なる者名づけて中風と為す。(傷寒論識二一〇頁)

(4)太陽病、或は已に発熱し、或は未だ発熱せず、必ず悪寒、体痛嘔逆し、脉陰陽倶に緊なる者名づけて傷寒と曰う。(傷寒論識二一二頁)

(5)少陰の病為る、脉微細、但《ただ》寐ねんと欲するなり。(傷寒論識五五三頁)

(6)傷寒(三日)、陽明脉大なり。(傷寒論識四一四頁)

(7)陽明病、譫語潮熱を発し、脉滑にして疾なる者小承気湯之れを主る。一因りて承気湯一升を与う。腹中転矢気する者は更に一升を服す。一若し転矢気せざれば更に之れを与うる勿れ。明日大便せず、脉反って微渋する者は裏虚なり、難治と為す。更に承気湯を与うべからざるなり。(傷寒論識四四七頁)

(8)下利後、脉絶え手足厥冷し、晬時《さいじ》脉還えり手足温なる者は生く、脉還らざる者は死す。(傷寒論識六七六頁)

本邦の仲景氏の脉法を論ずる者中西深斎の『傷寒名数解』最も確論と為す。而して病理を晰《あきらか》にし変化を論ずるに至れば、則ち原麟の『脉則』及び劉教諭茝庭先生の『傷寒述義』の説も亦切実と為す。因

論識に云う、「三日」疑うべしと

論識に云う、
第一截は小承気湯、
第二截は燥屎の有無を候う。白虎湯または小承気の証である、
第三截は裏虚の証である

晬時　サイジ—一昼夜のこと

○名数解—漢方医学書集成本(36)、七八~八四頁

原元麟—江戸の人、吾堂と号し、字は子振。傷寒精義、傷寒図説、脉則の著あり

・傷寒述義—漢方医学書集成本(110)、一八五~一八六頁
補注(1)・(2)・(3)・(4)
補注(5)・(6)
補注(7)・(8)

りて拈出す。

『脉則』に云う、「浮沈なるは脉の大綱なり。浮以て陽を候い、沈以て陰を候う。陰陽以て表裏を定め、以て浅深を決す。而して之れに配するに遅数を以てす。而して寒熱を候うに緩緊を以てし、而して緩急を察するに滑濇を以てす。而して虚実を明らかにするに微細を以てす。而して栄枯を知るに此の十箇の脉候を以てす。証を照らし色を望し、其の前後を視、之れを推し、之れを量れば、則ち万病多端なりと雖も、実に遯《のがる》る所有る莫し。是れ乃ち長沙氏の脉候の大法なり」と。

茝庭先生曰く、「一脉に各《おのおの》常と変と有るなり。仮りに如《も》し病表に在りて熱外に盛なれば必ず浮脉を見る。豈浮脉の常に非ざるか。更に裏熱外薫有らば、[1]白虎の証及び[2]陽明、[3]太陰、[4]傷寒脉浮緩なり、是れなり。邪上焦に結ぶ有り、[5]結胸及び[6]瓜蒂散の証是れなり。血分灼熱有り、[7]陽明抵当の証是れなり。虚寒陽越有り、[8]四逆の証是れなり。皆脉浮ならしむ。豈浮脉の変に非ざるか。沈を裏と為し寒と為す如

し。然れども亦肌表寒壅と為すは、麻附辛湯[9]の証是れなり。裏熱結実と為すは、陽明[10]脉沈裏に在りと為す。是れなり。数は熱盛と為す。然れども亦胃冷客熱と為すは、病人[11]脉数、是れなり。虚寒陽蹻と為せば少陰[12]病脉細沈数なり、是れなり。遅[13]を寒と為し、虚と為す、然れども亦熱結と為すは、結胸[14]及び大承気証[15]是れなり。弦[16]を寒と為す。然れども亦熱盛[17]の類と為す。（此の類）皆その義なり」と。

・又曰く、「如《も》し夫れ緊の寒熱表裏に通じて病と為る、実滑の水燥食屎に通じて熱盛と為る。濇の通じて血滞と為る。洪の通じて邪擾の類と為る。皆其の一定なる者なり。如し大に実大有り虚大有り、細に微細有り緊細の類有り、最も須らく分看すべし」と。

此の説或は鄙見と同じからざる有り、然れども其の大体を得ると為す。

補注(9)・(10)・(11)・(12)・(13)・(14)・(15)・(16)・(17)

蹻　キョク―かがむ

理解を助けるため（　）の字を挿入す

又曰く

・傷寒述義―漢方医学書集成本(110)、一八六～一八七頁

## 要約

本邦で『傷寒論』の脈法を論じたもの三つあり。

中西深斎の『傷寒名数解』—確論なり
原元麟の『脈則』
多紀茝庭の『傷寒述義』—病理を明らかにし、変化を論ず

『脈則』—原元麟

浮沈—陰陽表裏を知る
遅数を配す
緩緊—寒熱を候う
滑渋—緩急を察す
微細—虚実を明らかにす

この十脈と証候を知ればよい。

『傷寒述義』—多紀茝庭

脈に常と変とあり

- 浮
  - 常—病表にあり、熱外に盛んなり
  - 変
    - 裏熱外薫の証—白虎証（補注(1)）、陽明（補注(2)）、太陰（補注(3)）、傷寒脉浮緩（補注(4)）
    - 邪上焦に結ぶ—結胸、瓜蒂散証　補注(5)・(6)
    - 血分灼熱—陽明抵当の証　補注(7)
    - 虚寒陽越—四逆の証　補注(8)
- 沈
  - 常—裏と為し、寒と為す
  - 変
    - 肌表寒壅—麻黄附子細辛湯　補注(9)
    - 裏熱結実—陽明脉沈裏に在り　補注(10)
- 数
  - 常—熱盛んなり
  - 変
    - 胃冷寒熱—病人脉数　補注(11)
    - 虚寒陽蹻—少陰病脉細沈数　補注(12)
- 遅
  - 常—寒虚　補注(13)
  - 変—熱結—結胸（補注(14)）、大承気湯（補注(15)）
- 弦
  - 常—寒　補注(16)
  - 変—熱盛　補注(17)

又曰く

緊—寒熱表裏
実滑—熱盛—水燥食屎
濇—血滞
洪—邪擾

大　　　細
虚大　　微細　　最も須らく分看すべし
実大　　緊細

栗翁曰く、「此の説鄙見と同じからざる有り。然れども、其の大体を得る」と。

## 補注

(1)傷寒、脈浮滑、此れ表に熱有り、裏に寒あるを以てなり。白虎湯之れを主る。（傷寒論識三九四頁）

(2)傷寒、脈浮にして緩、手足自ら温なる者、是れ繫りて太陰に在り。太陰なるは身当に発黄すべし。若し小便自利する者は発黄する能わず、七八日に至っ

て大便鞕なる者は陽明病と為す。（傷寒論識四一五頁）

(3)傷寒、脉浮にして緩、手足自ら温なる者繫りて太陰に在り。太陰は当に身黄を発すべし。若し小便自利する者は発黄し能わず、七八日に至って暴煩下利日に十余行と雖も必ず自ら止む。（傷寒論識五四四頁）

(4)傷寒、脉浮緩、身疼《いた》まず但重く、乍ち軽き時あり。少陰の証無き者、大青竜湯もて之れを発す。（傷寒論識一一三頁）

(5)結胸の証、其の脉浮大なる者、下すべからず。之れを下せば則ち死す。（傷寒論識二九四頁）

(6)病、桂枝湯の如く、頭痛まず項強ならず、寸脉微浮、胸中痞鞕、気咽喉に上衝して息を得ざる者、此れ胸に寒有るの為なり。当に之れを吐すべし。瓜蒂散に宜し。（傷寒論識三七三頁）

(7)病人、表裏の証無く、発熱七八日、脉浮数なる者と雖も、之れを下すべし。

仮令已に下し、脈数解せず、合熱すれば則ち消穀善飢す。六七日に至って大便せざる者、瘀血有り。抵当湯に宜し。（傷寒論識五一〇頁）

(8)脈浮にして遅、表熱裏寒、下利清穀する者、四逆湯之れを主る。（傷寒論識四六四頁）

(9)少陰病、始め之を得て、反って発熱、脈沈なる者、麻黄附子細辛湯之れを主る。（傷寒論識五七四頁）

(10)傷寒四五日、脈沈にして喘満す。沈は裏に在りと為す。而るに反ってその汗を発し、津液越出し、大便難となり、表虚裏熱す。久しければ譫語す。（傷寒論識四五四頁）

(11)病人、脈数、数を熱と為す。当に消食引飲すべし。而るに反って吐する者、此れ発汗するを以て陽気微ならしめ、膈気虚す。脈乃ち数なり。数を客熱と為す。消穀する能わず、胃中虚冷するを以ての故に吐するなり。（傷寒論識二七二頁）

細沈数とは沈数細数なり

(12)少陰病、脈細沈数、病裏に在ると為す。発汗すべからず。(傷寒論識五五九頁)

(13)傷寒、脈遅六七日、反って黄芩湯を与えて其の数を徹す。脈遅を寒と為す。今黄芩湯を与えて復其の熱を除く。腹中応に冷ゆべし。当に食する能わざるべし。今反って能く食す、此れ除中と名づく。必ず死す。(傷寒論識六三五頁)

(14)太陽病、脈浮にして動数、〔浮なれば則ち熱と為す、動なれば則ち虚と為す。〕頭痛発熱し微に盗汗出でて反って悪寒する者は表未だ解せざるなり。一医反って之れを下し、動数、遅に変じ、膈内拒痛す。〔胃中空虚、客気膈を動かす。〕短気躁煩し、心中懊憹し、陽気内陥し、心下因りて鞕すれば則ち結胸と為る。大陥胸湯之れを主る。(傷寒論識二九六頁)

(15)陽明病、脈遅、汗出《い》づと雖も悪寒せざる者は其の身必ず重く、短気し、腹満して喘し、潮熱有る者、此れ外、解せんと欲す。裏を攻むべきなり。手足濈然として汗出ずる者此れ大便已に鞕なり。大承気湯之れを主る。(傷寒論識四三〇頁)

大承気湯の劇証と易証とを説く

⑯寸口脉弦なる者は即ち脇下拘急して痛み、其の人嗇々として悪寒す。（雑病論識三一五頁）

附　その他、胸痺痰飲の項にもある。

⑰傷寒、若しくは吐し、若しくは下後解せず、大便せざること五六日、上十余日に至り、日晡所潮熱を発し、悪寒せず、独語し鬼状を見るが如し。「若し劇しき者、発すれば人を識らず、循衣摸床、惕《てき》として安からず、微喘直視す。脉弦なる者生き、清なる者死す。「微なる者は但発熱譫語するのみの者は大承気湯之れを主る。（傷寒論識四四三頁）

---

『傷寒論』の脉に於ける状を以て言う者有り、勢を以て言う者有り、弁ぜざるべからず。浮沈は陰陽の経脉なり、遅、数、弱、弦、細、微は陰陽の緯脉なり、経緯の陰陽に亘る、疾と促との表裏に反する、洪大の内外に亘る、是れ脉の状をなすなり。

緩なるは脉の平穏なる者なり。緊なるは脉の奔騰する者なり。滑なるは脉の流利する者なり。濇なるは脉の蹇渋する者なり。是れ脉の勢と為すなり。

緩緊の勢に於ける、以て邪気の劇易を察すべし。滑濇の勢に於ける、以て精気の虚実を審すべし。

蓋し此の四勢なるは必ず浮沈の経脉に胚胎す。而して又必ず遅、数、弱、弦、細、微の緯脉に含蓄す。

是を以て病位を当今に辨ずる者は乃ち浮、沈、遅、数、弱、弦、細、微の脉状なり。転変を未然に察する者は乃ち緩、緊、滑、濇の脉勢なり。是れ皆脉の大経大法、彼此参伍す、焉《これ》に精しければ則ち疾病は其の情を逃す所なし。

## 要約

脈 ─ 状を以て云う
　 ─ 勢を以て云う

浮沈―陰陽の経脈

遅、数、弱、弦、細、微―陰陽の緯脈

経緯―陰陽に亘る
疾促―表裏に反する
洪大―内外に亘る
（以上）脈の状

緩―脈の平穏
緊―脈の奔騰
（以上）邪気の劇易

滑―脈の流利
濇―脈の蹇渋
（以上）精気の虚実

（緩・緊・滑・濇）脈の勢

この四勢は浮沈の経脈に胚胎し、緯脈に含蓄す。

○病位の当今に辨ずるは、

浮、沈、遅、数、弱、弦、細、微

○転変を未然に察するは

緩、緊、滑、濇

以上が『傷寒論』の大経大法なり

『傷寒論』の脉名を設くは簡易的切、一言の形容、半句の喩辞無し。而して往往脉名を挙げずして直ちに脉状を書する者有り。註家之れを識らず、拘泥して説を為す。

特に栲窓喜多村先生曰く、「『経』に曰く『脉[1]若し静』、曰く『脉[2]数急』、曰く『微[3]緩』、曰く『脉[4]浮而動数』、曰く『脉[6]自ら調和す』、曰く『脉[7]滑にして疾』、曰く『脉[8]実』、曰く『脉[8]浮虚』、曰く『脉[9]至らず』、曰く『脉[10]暴かに出づ』、曰く『脉[11]微、絶えんと欲す』、曰く『脉[11]出でず』、曰く『脉[12][13]微浮』、曰く『浮[13]ならず』、曰く『下[14]部脉至らず』、曰く『脉[15][16]還らず』、曰く『反[17]って実』、曰く『其[18]の脉即ち来る』と。以上の諸条並びに其の脉状を論ずる者にして脉名を謂う非ず。是れ則

○傷寒論剳記は傷寒金匱研究叢書Ⅰ・5（オリエント）三一～三二頁。原文は微緩の次に「曰く、脉調和す」（補注5）とあり、次に脉浮而数に続くまた次の脉自調を脉自和とある。是れ即ち以下、原文とやや異なる

ち古人易簡《いかん》に設けて之れを教うる意尤も明晰と為す。而して王医令の『脉経』、二十四脉の外、更に怪脉の名目を臆造し、以て後人の耳目を印定する如きに非ざるなり。前注知らず、王氏の『脉経』を取って経文を釈し并びに其の脉状を謂う者強いて脉名と為し、動《ややも》すれば輒ち窒礙《ちつがい》不通を致す。抑も亦不稽《ふけい》の失なり」と。此の説、注家の盲《もう》瞶《かい》を破ると謂うべし。

二十四脉―七表八裏九道の計が二十四となる
窒礙　チツガイ―ふさぐ
不稽―かんがえざる
盲瞶　モウカイ―めくらとつんぼ

## 要約

『傷寒論』の脉名は簡易適切である。脉名をあげずに脉状を記すものあり。
栲窓翁によると『経』に曰く（『傷寒劄記』により補訂す）

脉若し静　補注(1)　脉浮にして動数　補注(5)
脉数急　補注(2)　：脉自ら和す　補注(6)
微緩　補注(3)　脉滑にして疾　補注(7)
・脉調和す　補注(4)　脉実　補注(8)

脉浮虚　補注(8)　浮ならず　補注(13)
脉至らず　補注(9)　下部脉至らず　補注(14)
脉暴かに出づ　補注(10)　脉還らず　補注(15)・(16)
脉微、絶えんと欲す　補注(11)　反って実　補注(17)
脉出でず　補注(11)　その脉即ち来る　補注(18)
脉微浮　補注(12)・(13)

以上の諸状は、脉状を論ずるものにして、脉名に非ずと。
前注は王医令の脉経を以て経文を釈し并びに脉状を脉名としているが、不稽の失なり。

（・本文になし。劄記より引用
・:本文は自ら調和とあり）

## 補注

(1)傷寒一日、太陽之れを受く、脉若し静なる者伝らずと為す。（傷寒論識二六頁）

(2)頗る吐せんと欲し、若し躁煩し、脈数急なる者、伝うと為す。(傷寒論識二六頁)

(3)太陽病、之を得る八九日、瘧状の如く、発熱悪寒し熱多寒少、其の人嘔せず、清便自可せんと欲し、一日二三度発す。脈微緩なる者愈えんと欲すと為すなり。(傷寒論識六三頁)

(4)傷寒十三日解せず、譫語する者熱有るを以てなり。当に湯を以て之れを下すべし。若し小便利する者大便当に鞕なるべくに反って下利し、脈調和する者は医丸薬を以て之れを下すを知る。其の治に非ざるなり。(傷寒論識二四五頁)

(5)太陽病、脈浮にして動数、〔浮は則ち熱と為《な》し、数は則ち熱と為《な》し、動は則ち痛と為《な》し、数は則ち虚と為《な》す。〕頭痛発熱し微盗汗出で、而も反って悪寒する者は表未だ解せざるなり。(傷寒論識二九六頁)

動は脈名に非ず、脈数急の急と同じ義、数の勢を云う(論識)

(6)発汗多く若しくは重ねて発汗する者、其の陽を亡す。譫語脈短なる者は死

す。脉自ら和する者は死せず。(傷寒論識四四二頁)

(7)陽明病、譫語潮熱を発し、脉滑にして疾なる者は小承気湯之れを主る。(傷寒論識四四七頁)

(8)病人、煩熱し、汗出ずれば則ち解す。又瘧状の如く、日晡発熱する者は陽明に属するなり。脉実なる者、宜しく之れを下すべし。脉浮虚なる者、宜しく発汗すべし。(傷寒論識四八八頁)

(9)少陰病、四逆し、悪寒して身踡す。脉至らず、煩せずして躁する者は死す。(傷寒論識五七一頁)

(10)少陰病、下利脉微なる者、白通湯を与う。利止まず、厥逆脉無く、乾嘔煩する者は白通加猪胆汁湯之れを主る。湯を服して脉暴かに出づる者は死す、微続する者は生く。(傷寒論識六〇三頁)

(11)少陰病、下利清穀し、裏寒外熱、手足厥冷し、脉微絶えんと欲す、身反って悪寒せず、其の人面色赤く、或は腹痛し、或は乾嘔し、或は咽痛し、或は利止み、脉出でざる者は通脉四逆湯之れを主る。（傷寒論識六〇九頁）

⑿病、桂枝証の如く、頭痛まず項強らず、寸脉微浮、胸中痞鞕し、気咽喉に上衝して息するを得ざる者は、此れ胸に寒有りと為す。当に之れを吐すべし。瓜蒂散に宜し。（傷寒論識三七三頁）

⒀厥陰中風、脉微浮は愈えんと欲すと為す。浮ならざるは未だ愈えずと為す。（傷寒論識六三〇頁）

⒁傷寒六七日、大下の後、寸脉沈にして遅、手足厥逆し、下部脉至らず、咽喉不利し、膿血を唾し、泄利止まざる者治し難しと為す。（傷寒論識六六四頁）

⒂下利、手足厥冷し、脉無き者は之れに灸す。温まらず、若し脉還らず、反って微喘する者は死す。（傷寒論識六七〇頁）

⒃下利後、脉絶え、手足厥冷し、晬時に脉還り、手足温なる者は生く、脉還

らざる者は死す。（傷寒論識六七六頁）

(17)傷寒、下利日に十余行、脈反って実なる者は死す。（傷寒論識六七八頁）

(18)未詳、『傷寒論割記』では「霍乱篇」にありと云うも見出し得ず。

医の術に臨む、須《すべか》らく脈証互いに参し、偏廃《へんぱい》する所無からしむべし。『傷寒論』の脈を略する者多く省文に係る。況んや脈の類為る、固より証の繁に如《し》かず。更に脈を舍てて証に従う者有り。[1]傷寒脈浮緩にして大青竜湯を用い、[2]陽明病脈遅にして大承気湯を用うるが如し。是れなり。又証を舍て脈に従う者有り。[3]頭痛発熱、身体疼痛して四逆湯を用い、[4]陽明病脈浮虚にして桂枝湯を用いるが如し。是れなり。

陶節庵曰く、「夫れ脈浮当に汗すべく、脈沈当に下すべきは固《もと》より

---

偏廃―一方をやめる

(1)―傷寒論識一一三頁

(2)―傷寒論識四三〇頁

(3)―傷寒論識二一〇頁

(4)―傷寒論識四八八頁

陶節庵―明の人、字は尚文、名は華。傷寒六書、傷寒明理続論の著あり

其の宜しきなり。其脉浮と雖も、亦下すべき者有り、邪熱府に入り、大便難を謂うなり。大便難ならず、豈に敢えて下さんや。其の脉沈と雖も亦汗すべき者有り。少陰病身熱有るを謂うなり。仮に若し身発熱せずは豈に敢えて汗せんや。此れ証を取りて脉を取らざるなり」と。

董西園曰く、「浮は表証と為す。法は当に発汗すべし。此れその常なり。然れども亦下すに宜しき者有り。仲景曰く、『若し脉浮大、心下鞕、熱有り、蔵に属す者之れを攻め、発汗すべからざる者なり』。是れなり。脉沈は裏に属す。治は宜しく下に従うべく、而して亦汗するに宜しき者有り。『少陰病始め之れを得るに、反って発熱して脉沈なる者、麻黄附子細辛湯もて之れを微汗する』が如き、是れなり。脉促は陽盛と為す。当に葛根芩連を用いて之れを清すべし。若し促にして厥冷する者は虚脱と為す。灸に非ず温に非ずんば不可なり。此れ又促を陽盛の脉と為すに非ざるなり。脉遅、寒と為す。当に薑附を用いて之れを温むべし。若し陽明脉遅、悪寒せず、身体濈々汗[(5)]



董西園—清の人、字は魏如。医級の著あり
葛根芩連湯—傷寒論識九八頁
若し云云—傷寒論識六五四頁
脉遅云云—傷寒論識六三五頁
若し云云—傷寒論識四八八頁。補注5

仲景曰く――傷寒論識二一〇頁

傷寒論識四八八頁（補注(5)）

傷寒論識二九四頁（補注(6)）

傷寒論識一三六頁（補注(7)）

徐洄渓――名は大椿、字は霊胎。医学源流論、傷寒類方などの著あり

出ずれば則ち大承気湯を用う。此れ又遅は陰寒の脈と為すに非ざるなり。四者皆証に従って脈に従わざるなり。

若し脈に従って証を舎てるの治に至っては表証汗に宜しきが如し。此れ常法なり。仲景曰く、『病発熱頭痛脈反って沈、身体疼痛する者、当に先ず裏を救うべし、四逆湯を用う』。此れ脈沈より治を為すなり。裏実、下を用う。此れ常法なり。如《も》し日晡発熱者は陽明に属す。『(5)若し脈浮虚なるは法は汗するに宜しく、桂枝湯を用う』。此れ脈浮より治を為すなり。結胸の証具わる。自ら当に大小陥胸を以て之れを治すべし。『(6)若し脈浮大なれば陥すべからず、之れを陥すれば則ち死す』。是れ宜しく脈証に従って之れを酌解すべきなり。身疼痛する者当に桂枝を以て之れを発すべし。『(7)若し尺中遅なる者汗すべからず、栄血不足を以ての故なり』。是れ脈に従って其の栄を調するに宜し。

此の四者は脈に従って証に従わざるなり」と。

徐洄渓曰く、「証脈各《おのおの》同じからざる有り。現証極めて明らかにし

て脉中見《あら》われざる者有り。脉中甚だ明らかにして証中見《あら》われざる者有り。其の中、証に従うに宜しき者有り。脉に従うに宜しき者有り。必ず一定の故有り。之れを審らかにし、既に真ならば則ち病情逃ぐる能わず。否《しか》らざれば則ち証の誤る所と為らざれば必ず脉の誤る所と為る。故に証に従うに宜しき者は脉極めて順と雖も而も証危く、亦其の必死を断ず。脉に従うに宜しき者、証極めて険と雖も而も脉和す。亦其の必生を決す。

脱血の人の如く、形、死状の如く、危、頃刻に在って、而も六脉根有れば則ち死せず。此れ脉に従うに宜しく証に従わざるなり。痰厥の人の如きは六脉或は促、或は絶に、痰降れば則ち愈ゆ。此れ証に従うに宜しく脉に従わざるなり。

陰虚咳嗽は飲食起居常の如し。而して六脉細数、久《ひさ》しくすれば則ち必ず死す。此れ脉に従うに宜しく、証に従うに宜しからざるなり。膈噎反胃は脉常人の如し。久しうすれば則ち胃絶して脉驟かに変じ百に一生無し。此れ又証に従うに宜しく、脉に従わざるなり。

此の如きの類甚だ多く、枚挙すべからず。之れを総するに、脈と証とは分ちて之れを観れば則ち吉凶両《ふたつ》ながら憑《よ》るべからず。合して之れを観れば則ち某証は某脈を忌み、某脈は某証を忌む、吉凶乃ち定まるべし」と。

三氏の論、宜しく参じて以て診家の活法と為すべし。

## 要約

脈証互いに参じ、偏廃してはいけない。

『傷寒論』では脈の記述を省略する所あり。

脈か証かいずれかをとって治療することあり。

○脈を舎てて証に従う例

傷寒、脈浮緩で、大青竜湯を用いる例（補注(1)）

（大青竜湯の正証は脈浮緊である―補注(2)）

陽明病、脈遅にして大承気湯を用いる例（補注(3)）

○証を舎てて脉に従う例

┌頭痛発熱、身体疼痛に四逆湯を用いる例（補注(4)）
└陽明病、脉浮虚にして桂枝湯を用いる例（補注(5)）

○陶節庵曰く

脉をとる　　　証をとる
脉浮―発汗　　大便難―下すべし
脉沈―下す　　少陰病身熱あり―発汗す

○董西園曰く

浮―表証、発汗。脉浮大心下鞕―下剤
沈―裏に属す、下剤。少陰病始め発熱す。麻附細辛湯―微発汗
促―陽盛―葛根芩連湯。若し厥冷―灸温の適応
遅―寒、薑附にて温。陽明、脉遅、悪寒せず汗出づ―大承気湯（補注(3)）

以上証に従い脉に従わざる例

表証―汗す。病、発熱頭痛、脉反って沈云云―四逆湯を用いる（補注(4)）
裏熱―下す。日晡発熱、陽明に属す、浮虚なるもの桂枝湯（補注(5)）
結胸―陥胸湯。脉浮大、下すべからず（補注(6)）
身疼痛―桂枝湯。尺中遅なる者汗すべからず（補注(7)）

以上、脉に従って証に従わざる例

○徐洄渓曰く

脉、証、各同じからざる有り

現証、極めて明らかにして脉中に見《あら》われず

脉中甚だ明らかにして、証中に見られず

証に従って宜しい　脉極めて順と雖も証危し―必死

脉に従って宜しい　証険と雖も脉和す―必生

実例

脱血の人―六脉根あれば死せず―脉に従う

痰厥の人―六脉促或は絶す、痰降れば愈ゆ―証に従う

陰虚咳嗽―六脉細数―久しくして必死す―脉に従う

膈噎反胃―脉常人の如し―久しうして脉変じ死す―証に従う

某証は某脉を忌み

某脉は某証を忌む　吉凶定るべし

三氏（陶、董、徐）の論、宜しく参じて診察の活法とすべし。

○悪寒し不汗出の証であるが熱結裏に在るが疑わしいので無少陰証者としている（論識）

○不汗出

脉遅汗出は未だ裏証に至らざるを嫌う故に必といって陽明裏実の証をあげている（論識の解）

○発熱頭痛は麻黄湯の証を思わしむ。脉反って沈と反を使用するのはそのためである

## 補注

(1)傷寒、脉浮緩、身疼《いた》まず但《ただ》重く、乍ち軽き時あり、少陰の証無き者、大青竜湯之れを主る。（傷寒論識一一三頁）

(2)太陽中風、脉浮緊、発熱悪寒し、身疼痛し、汗出ずるなくして煩躁する者大青竜湯之れを主る。（傷寒論識一〇九頁）

(3)陽明病脉遅、汗出ずと雖も、悪寒せざる者其身必ず重く、短気腹満して喘す。潮熱ある者は此れ外解せんと欲す。裏を攻むべきなり。手足濈然として汗出ずる者、此れ大便已に鞕なり。（傷寒論識四三〇頁）

(4)病発熱頭痛し、脉反って沈、若し差えざれば身体疼痛す。当に其の裏を救うべし。四逆湯に宜し。（傷寒論識二一〇頁）

(5)病人、煩熱し汗出ずれば則ち解す。又瘧状の如く、日晡所発熱する者は陽

明に属するなり。脈実なる者は宜しく之れを下すべし。脈浮虚なる者は宜しく発汗すべし。之れを下すは大承気湯を与え、発汗は桂枝湯に宜し。（傷寒論識四八八頁）

(6)結胸証、其の脈浮大なる者下すべからず。之れを下せば則ち死す。（傷寒論識二九四頁）

(7)脈浮緊なる者は、法当に身疼痛すべし。宜しく汗を以て解すべし。〔仮令尺中遅なる者発汗すべからず。何以て之れを知る、栄気足らず血少きの故を以てなり。〕（傷寒論識一三六頁）

結胸の脈は沈緊であるべきだが、今浮大なるのは未だ熱邪が裏に結実しないためである

論識では仮令以下を後人の証と為し、解釈せず

毫釐　コウリ──わずか

脉義は精微に、通暁し易《や》すからず。若し誤り毫釐《こうり》なるも其の差啻に千里のみならず、実に王医令の言の如し。余嘗て塾生の請に応じ、『傷寒』『金匱』中の脉名の的確に規則すべき者に就いて、其の義を釈すること左の如し。

# 浮

「十八難」に曰く、「浮とは脉肉上に在りて行くなり」と。指を皮膚の上に排し、軽手之れを按じ便ち得るものなり。其の候は証表位に在ると為す。是れを以て三陽皆浮を主とするなり。

例に曰く[1]、「太陽の病為る、脉浮頭項強痛して悪寒」と。

曰く[2]、「太陽病、先に発汗解せずして復《また》之を下す。脉浮なるは愈えず。〔浮は外に在りと為す、而して反って之れを下す。故に愈えざらしむ。今脉浮、故に外に在るを知る。〕当に須らく外を解すべくは則ち愈ゆ、桂枝湯に宜し」と。

曰く[3]、「脉浮なる者病表に在り、発汗すべし、麻黄湯に宜し」と。

曰く[4]、「脉浮、宜しく汗を以て解すべし」と。

曰く[5]、「陽明病、脉浮、汗無くして喘する者、発汗すれば則ち愈ゆ」。

曰く[6]、「太陰病、脉浮なる者発汗すべし」と。

---

参考―浮脉

按ジテ足ラズ、挙ゲテ余アリト云ウテ表ニ力アルノ脉ナリ（栲窓）

軽ク指ヲ下シテ直ニ得ル者或ハ浮テ皮膚ノ上ヨリ見ユル者是ナリ（棗軒）

(1) 傷寒論識一八頁

(2) 傷寒論識一二七頁

(3) 傷寒論識一三七頁

(4) 傷寒論識二六六頁

(5) 傷寒論識四八〇頁

(6) 傷寒論識五四一頁

曰く、[7]「風水、其の脉自ら浮」と。

曰く、[8]「皮水、其の脉亦浮」と。

曰く、[9]「黄家、脉浮、当に汗を以て之を解すべし」と。

是れ皆浮を以て表候と為す者なり。
[10]「傷寒脉浮滑、此れ表に熱有り、裏に寒有り、白虎湯之れを主る」と。
曰く、[11]「酒黄疸、其の脉浮なる者先に之れを吐す」と。

是れ皆、少陽若しくは陽明に渉る者なり。故に三陽皆浮を主とするを知る。

然り而して又浮の陰に属する者有り。

曰く、[12]「傷寒脉浮、自汗出でて小便数、心煩微悪寒し、脚攣急す。反って桂枝湯を与え其の表を攻めんと欲す。此れ誤なり」と。

曰く[13]「脉浮にして遅、表熱裏寒、下利清穀す」と。是れなり。

又、浮は至虚に属する者有り。

曰く、[14]「卒かに喘悸、脉浮なる者裏虚なり」と。

(7) 雑病論識四四一頁
(8) 雑病論識四四一頁
(9) 雑病論識五二三頁
(10) 傷寒論識三九四頁
(11) 雑病論識五〇六頁
(12) 傷寒論識七八頁、甘草乾姜湯の証
(13) 傷寒論識四六四頁、四逆湯の証なり
(14) 補注(1)

[15]曰く、「労の病為る、其の脉浮大」と。
[16]曰く、「上気、面浮腫肩息、其の脉浮大なるは不治なり」と。是れなり。

蓋し其の要は之れを按じ散と否との中に在り。其の散なる者は虚と為し陰と為す。其の否《しから》ざる者は実と為し陽と為すなり。

又[17]厚朴麻黄湯の脉浮と曰い、沢漆湯[補注(5)]の脉沈と曰うが如きは則ち表裏の診にして陰陽の分に非ざるなり。

又[18]杏子湯[補注(6)]に脉浮と曰い、麻黄附子湯[補注(6)]に脉沈と曰うが如きは則ち表裏の診に非ずして、陰陽の分なり。

## 要　約

脉浮

○証　表に在り

(15) 補注(2)

(16) 補注(3)

(17) 補注(4)

(18) 補注(5)

『傷寒論』六条─太陽　四条
　　　　　　　　─陽明　一条
　　　　　　　　─太陰　一条

『金匱』─三条　皮水、風水、黄家

傷寒脉浮滑─表に熱あり、裏に寒あり、
　　　白虎湯─陽明

酒黄疸其の脉浮─少陽─吐

○陰に属す

傷寒脉浮自汗出で……脚攣急─甘草乾姜湯

脉浮にして遅、表熱裏寒、下利清穀─四逆湯

○至虚に属す

卒かに喘悸、脉浮なる者裏虚なり（補注(1)）

労の病為る、その脉浮大（補注(2)）

上気、面浮腫、肩息、脉浮大なる者治せず（補注(3)）

○表裏を定む

散─虚、陰

否─実、陽

欬して脉浮なる者、厚朴麻黄湯（補注⑷）
脉沈なる者、沢漆湯（補注⑸）

○陰陽の分
浮なる者、杏子湯（補注⑹）
沈なる者、麻黄附子湯（補注⑹）

## 補注

⑴男子面色薄き者は渇及び亡血を主とす。卒《にわ》かに喘悸し、脉浮なる者は裏虚なり。（雑病論識一九〇頁）

⑵労の病為る、其の脉浮大、手足煩し、春夏劇しく秋冬瘥え、陰寒精自ら出で、酸削し行く能わず。（雑病論識一九三頁）

⑶上気、面浮腫、肩息し、其の脉浮大なるは治せず、又利を加えれば尤も甚し。（雑病論識二三七頁）

⑴ 虚労の色、脉証候をあげた

⑵ 小建中湯の例示なり

⑶ 肺脹不治の証なり。肩息脉浮大は気元已にけずられ、病上脱の候なり

(4)欬して脉浮なる者厚朴麻黄湯之れを主る。（雑病論識二四五頁）

（参考）『千金方』には「欬して大逆上気、胸満、喉中不利、水雞声の如し、其の脉浮なる者」に作る。

(5)脉沈なる者沢漆湯之れを主る。（雑病論識二四七頁）

（参考）『千金方』には「上気其の脉沈なる者」に作る。

(6)水の病為る、其の脉沈小は少陰に属す。浮なる者は風と為し、水無く虚脹する者は気水と為す、其の汗を発すれば則ち已む。脉沈なる者麻黄附子湯に宜し。浮なる者杏子湯に宜し。（雑病論識四七八頁）

(4) 水飲上迫する者は脉必ず浮を帯び、必ずしも表裏、熱の有無に拘らず

(4)(5)条は脉の浮沈を以て勢の劇易、水飲の上迫と内結とを異るを別つのみ

# 沈

王士亨曰く、「沈脈の状は之れを肌肉の下に取りて之れを得、便ち重手按じて此れを得る者なり」と。

其の候裏に在りと為す。是れを以て三陰皆沈を主とするなり。

例[1]に曰く、「傷寒四五日、脈沈にして喘満す、沈は裏に在りと為す」。

曰[2]く、「少陰病始め之れを得て、反って発熱、脈沈」。

曰[3]く、「少陰病、身体痛、手足寒、骨節痛、脈沈なり」。

曰[4]く、「少陰病、脈沈なる者急に之れを温む、四逆湯に宜し」。

曰[5]く、「水の病為る、其の脈沈小、少陰に属す」。

曰[6]く、「正水、其の脈沈遅なり」。

曰[7]く、「石水、其の脈自ら沈なり」。

曰[8]く、「黄汗、其の脈沈遅なり」。

曰[9]く、「脈沈なる者は留飲なり」と。

---

王士亨―宋の人、名は況。全生指迷方の著あり

沈脈―挙ゲテ足ラズ沈ンデ余アリト云ッテ筋骨ニ着イテアリ、浮脈ノ反ナリ（栲窓）

指ヲ下シテ得易カラズ、重ク按ジテ僅カニ得ル者ナリ（棗軒）

(1) 傷寒論識四五四頁

(2) 傷寒論識五七四頁、麻黄附子細辛湯の証

(3) 傷寒論識五八五頁、附子湯の証

(4) 傷寒論識六二一頁

(5) 補注(1)

(6) 補注(2)

(7) 補注(3)

(8) 補注(4)

(9) 補注(5)

(10) 補注(6)
(11) 補注(7)
(12) 補注(8)
(13) 補注(9)
(14) 補注(10)
(15) 補注(11)
(16) 補注(12)

是れなり。

然れども陽証も亦脉沈なる者有り。其の別は大抵沈微と沈緊とに在り。[10]乾姜附子湯の脉沈微に於ける、[11]苓桂朮甘湯、[12]木防已湯、[13]大陥胸湯の脉沈緊に於ける、以て徴すべし。

蓋し沈の虚実陰陽は指下力有り力無しの中に在り。其の有力なる者陽と為し、実と為し、熱と為し、其の無力なる者陰と為し、虚と為し、寒と為す。

又沈細、沈遅を以て痓湿の脉と為す。[14]例に曰く、「脉沈にして細なる者名づけて痓と曰う」。
[15]括蔞桂枝湯に曰く、「脉反って沈遅、此れ痓と為す」。
[16]例に曰く、「脉沈にして細なる者此れ湿痺と名づく」と。
是れなり。

# 要約

沈脈

○裏に在り

- 傷寒四五日、脈沈にして喘満す、沈は裏に在りと為す
- 少陰病始め之れを得て、反って発熱、脈沈—麻黄附子細辛湯
- 少陰病云云、脈沈—附子湯の証
- 少陰病脈沈—四逆湯の証
- 水の病為る、其の脈沈小、少陰に属す（補注(1)）
- 正水、其の脈、沈遅（補注(2)）
- 石水、其の脈、自ら沈（補注(3)）
- 黄汗、其の脈、沈遅（補注(4)）
- 脈沈なる者、留飲なり（補注(5)）

○陽証も脈沈—沈微、沈緊

- 乾姜附子湯の沈微（補注(6)）
- 苓桂朮甘湯の沈緊（補注(7)）

木防已湯の沈緊（補注(8)）
大陥胸湯の沈緊（補注(9)）
力有り—陽、実
力無し—陰、虚
○沈細、沈遅—痙湿の脉
脉沈にして細なる者—痙（補注(10)）
脉反って沈遅—括蔞桂枝湯（補注(11)）
脉沈にして細—湿痺（補注(12)）

## 補注

(1)水の病為る、其の脉沈小なり。少陰に属す。浮なる者は風と為す。水無く虚脹する者は気水と為す。其の汗を発すれば即ち已む。脉沈なる者麻黄附子湯に宜し。（雑病論識四七八頁）

(2)正水、其の脉、沈遅、外証は自ら喘す。（雑病論識四四一頁）

(3)石水、其の脉自ら沈、外証は腹満喘せず。（雑病論識四四一頁）

(4)黄汗、其の脉、沈遅、身発熱し胸満し、四肢頭面腫る。（雑病論識四四一頁）

(5)胸中留飲あり、其の人短気して渇し、四肢歴節痛あり、脉沈なる者、留飲有り。（雑病論識三六八頁）

(6)之れを下して後、復発汗し、昼日煩躁眠を得ず、夜にして安静、嘔せず渇せず、表証無く、脉沈微、身に大熱無き者乾姜附子湯之れを主る。（傷寒論識一五一頁）

此れ熱已に少陰に及ぶも邪尚陽位に在り（論識）

(7)傷寒若しくは吐し、若しくは下後、心下逆満、気、胸に上衝し、起てば則ち頭眩、脉沈緊なり。茯苓桂枝白朮甘草湯之れを主る。（傷寒論識一六五頁）

心下逆満の故に浮緊とならず、沈緊となるなり（論識）。また、傷寒論に「脉沈緊と雖も少陰病たるを得ず云云、小柴胡湯を与うべし」とある。（論識三三五頁）

(8)膈間支飲、其の人喘満、心下痞堅、面色黧黒、其の脉沈緊、之れを得る数十日、医之れを吐下して愈えず、木防已湯之れを主る。（雑病論識三八六頁）

脉沈にして緊は熱裏に結ぶの候なり（論識）

⑼傷寒六七日、結胸熱実、脉沈にして緊、心下痛、之れを按じて石鞕なる者大陥胸湯之れを主る。（傷寒論識三〇二頁）

⑽太陽病、発熱脉沈にして細なる者名づけて痙と曰う。（雑病論識一五頁）

⑾太陽病、其の証備わり、身体強、几几然として、脉反って沈遅、此れ痙と為す。括蔞桂枝湯之れを主る。（雑病論識二五頁）

⑿太陽病、関節疼痛して煩し、脉沈にして細なる者此れ湿痺と名づく。（雑病論識三四頁）

# 緩

孫思邈曰く、「之れを按じ依依、名づけて緩と曰う」。王太僕曰く、「緩なるは緩縦の状を謂う、動の遅緩に非ざるなり」。張錫駒曰く、「大凡病脉、和緩に宜しく、急数に宜しからず、脉緩は病凶と雖も防げず、諸病皆然り」と。

香太仲曰く、「緩は数ならず、遅ならず、中和平穏即ち平人無病の常脉なり。故に諸脉之れを得れば則ち苦痛万状有ると雖も猶以て死せざるを保つ可し」と。故に本論浮緩を以て表邪軽しの脉と為す。

[1]曰く、「脉緩なるは名づけて中風と為す」と。是れなり。

又微緩を以て愈に向うの脉と為す。

[2]曰く、「脉微緩なる者は癒えんと欲すと為す」と。是れなり。

張介賓曰く、「凡そ諸瘡毒外証及び中風、産後、但脉緩を得る者皆愈え易し」と。是れを之れ謂うなり。

---

依依―遠くぼんやり見えるさま、おどおどしているさま、おぼつかないさま

王太僕―唐の人、王冰。素問に注す

張錫駒―清の人、令韶。傷寒論直解の著あり

○数ナラズ遅ナラズシテ中和、平穏ナルモノ即チ平人無病ノ脉ナリ（棗軒）

香太仲―香川、修菴と号す、修徳は通称。薬選、行余医言などの著あり

(1) 傷寒論識二〇頁

(2) 傷寒論識六三頁

張介賓―明の人、字は景岳。景岳全書の著あり

然れども又傷寒に進み、陰位に陥る者有り。曰く、「[3]傷寒脉浮緩、身疼まず但重く乍ち軽き時有り、少陰証の無き者大青竜湯もて之れを発す」。曰く、「[4]傷寒脉浮にして緩、手足自ら温なる者、是れ繋《かか》りて、太陰に在りと為す」と。是れなり。又緩[5]弱を以て太陰の脉と為す。辨ぜざるべからず。

(3) 傷寒論識一一三頁
(4) 傷寒論識四一五頁及び五四四頁
(5) 傷寒論識五四九頁

## 要約

緩
- 浮緩―表邪軽きの脉
- 微緩―愈えんと欲す

張介賓　諸瘡毒の外証、中風、産後、脉緩は治し易し
また

傷寒に進む者―傷寒脉浮緩、身疼まず但重く、乍ち軽き時あり
（大青竜湯の証）　（少陰の証なし）
太陰の証―傷寒脉浮にして緩、手足自ら温なる者
緩弱―太陰の脉（補注(1)）
但し『傷寒論』では単に弱とあり

## 補注

(1)太陰病、脉弱、其の人続いて自便利す。設《も》し大黄芍薬を行《や》るべき者は宜しく之れを減ずべし。其の人胃気弱く動き易きを以ての故なり。（傷寒論識五四九頁）

# 緊

『金匱』に云う、「緊は弦の如く、直に上下す」。王叔和曰く、「緊脈は数、切縄状の如し」。劉桂山曰く、「其の広は界限有りて、脈と肉と画然として分明なるを謂う」と。

其の候は表邪の重脈と為す。

論[1]に曰く、「脈陰陽倶に緊なる者名づけて傷寒と曰う」。

又[2]曰く、「脈浮緊なる者は法当に身疼痛すべし、宜しく汗を以て之れを解すべし」。

曰[3]く、「太陽病、脈浮緊、汗無し」。

曰[4]く、「太陽中風、脈浮緊、発熱悪寒し、身疼痛し、汗出づる不《な》くして煩燥す」と。

是れなり。

浮緊の脈は概して麻黄湯、大青竜湯の治に属す。故に曰く、「桂[5]枝

---

金匱—雑病論識二三頁

○緊脉ハ緊急ニシテ力アリ重ク按ズルモ之ヲ断ツ能ワズ、有熱ノ脉ニシテ実ニ大（棗軒）

(1) 傷寒論識二二頁

(2) 傷寒論識一三六頁

(3) 傷寒論識一二八頁（麻黄湯）

(4) 傷寒論識一〇九頁（大青竜湯）

(5) 傷寒論識五三頁

本《もと》解肌と為す。若し其人脉浮緊、発熱し、汗出づる不《な》き者与うべからざるなり」と。是れなり。

又陽明に属する者有り。

曰く[6]、「陽明中風、口苦咽乾し、腹満微喘し、発熱悪寒し、脉浮にして緊なり」。

曰く[7]、「陽明病、脉浮にして緊なる者必ず潮熱発作時有り」。

曰く[8]、「陽明病、脉浮にして緊、咽乾口苦し、腹満して喘す」。

曰く[9]、「脉緊、転索の常無きが如き者は宿食有り」と。

又陰邪の候と為す。

論[10]に曰く、「病人脉陰陽倶に緊、反って汗出づる者は亡陽なり。此れ少陰に属す」。

曰く[11]、「少陰病、脉緊、七八日に至り、自ら下利し、脉暴かに微、手足反って温、脉緊反って去る者は解せんと欲するなり」。

又邪胸中に在るの候と為す。

曰く、「沈[12]緊、裏に在り、邪結んで胸中に在り、逆冷胸痛す」。

---

(6) 傷寒論識四一六頁

(7) 傷寒論識四二四頁

(8) 傷寒論識四五九頁

(9) 雑病論識三五五頁

(10) 傷寒論識五五六頁

(11) 傷寒論識五六一頁

(12) 出典不明、補注(1)

又曰く、「[13]脈大にして緊なる者は胸中陰有り」と。是れを以て[14]瓜蒂散の証、脈乍ち緊の候有り。[15]大陥胸湯も亦脈沈にして緊の候あり。其の他[16]茯苓桂枝白朮甘草湯、[17]小柴胡湯、[18]木防已湯等の脈沈緊、皆然り。識らざるべからず。

## 要約

緊脈

○表邪の重脈

- 陰陽倶に緊—傷寒と名づく
- 脈浮緊なる者云々—麻黄湯
- 太陽病、脈浮緊—麻黄湯
- 太陽中風、脈浮緊—大青竜湯

浮緊、汗出づるなき者、桂枝湯の適応でない

○陽明に属す

(13) 雑病論識三四四頁。但し胸中は陽中に作る

(14) 傷寒論識六六一頁（補注(2)参照）

(15) 傷寒論識三〇二頁（補注(3)）

(16) 傷寒論識一六五頁（補注(4)）

(17) 傷寒論識五二六頁（補注(5)）

(18) 雑病論識三八六頁（補注(6)）

陽明中風、口苦咽乾、腹満微喘……脉浮にして緊―少陽陽明の合病
陽明病、脉浮にして緊なる者、必ず潮熱発作時有り―陽明裏証已に具る
陽明病、脉浮にして緊、咽燥口苦、腹満して喘す云云―三陽併病
脉緊、転索の常無きが如き者は宿食あり―瓜蔕散

○陰邪の候

病人脉陰陽倶に緊、反って汗出づる者亡陽なり―少陰に属す
少陰病、脉緊、七八日に至って自ら下利し脉暴かに微、手足反って温、
　脉緊反って去る者解せんと欲す

○邪胸中に在り

沈緊、裏に在り、邪結んで胸中に在り、逆冷胸痛す（出典不明）
脉大にして緊なる者胸中陰あり
脉乍ち緊―瓜蔕散の証（補注(2)）
結胸熱実、脉沈にして緊―大陥胸湯（補注(3)）

○その他

苓桂朮甘湯　　脉沈緊（補注(4)）
小柴胡湯　　脉沈緊（補注(5)）
木防已湯　　脉沈緊（補注(6)）

## 補注

(1)該当する条文不明。

(2)病人、手足厥冷、脉乍ち緊なる者、邪結んで胸中に在り、胸中満して煩す。飢えて食する能わざる者、病胸中に在り、当に須らく之れを吐すべし、瓜蒂散に宜し。(傷寒論識六六一頁)

(3)傷寒六七日、結胸熱実、脉沈にして緊、心下痛、之れを按じて石鞕なる者、大陥胸湯之れを主る。(傷寒論識三〇二頁)

(4)傷寒、若しくは吐し若しくは下後、心下逆満、気、胸に上衝し、起てば則ち頭眩し、脉沈緊、発汗すれば動経し、身振々として揺ぐ者は茯苓桂枝白朮甘草湯之れを主る。(傷寒論識一六五頁)

(5)本太陽病解せず、転じて少陽に入る者、脇下鞕満、乾嘔食する能わず、往

来寒熱し、未だ吐下せず、脉沈緊なる者、小柴胡湯を与う。（傷寒論識五〇六頁）

(6)膈間支飲、其の人喘満、心下痞堅、面色黧黒、其の脉沈緊、之を得て数十日医之れを吐下し、愈えず、木防已湯之れを主る。（雑病論識三八六頁）

黧黒　リコク―顔がやつれている

# 遅

王叔和曰く、「遅脉、(一)呼吸に三至し、去来極めて遅し」と。故に古人以て不及と為すなり。

遅は概して以て虚寒の脉と為す。

論[1]に曰く、「脉遅は寒と為す」。

又[2]曰く、「之れを下すと雖も腹満故の如し。然る所以は脉遅なるが故なり」と。

又遅にして緩なるを以て太陰と為し、而して沈遅を最も虚寒の候と為す。

曰く[3]、「発汗後身疼痛し、脉沈遅」。

曰く[4]、「下利、脉沈にして遅、下利清穀す」と。故に軽き者は桂枝[5]加芍薬生薑人参新加湯の治す所と為り、重き者は四逆湯[6]及び通脉四逆湯[7]の治す所と為るなり。

(一)字を補って誤解をさける

○遅とは一呼吸に三、四至の脉なり（栲窓）

○往来遅緩ナル者ナリ（棗軒）

(1) 補注(1)
(2) 補注(2)
(3) 補注(3)
(4) 補注(4)
(5) (3)と同じ
(6) 補注(5)
(7) 補注(4)

然れども復《また》熱に属する者有り。陽明[8]の遅脉に於ける、熱[9]血室に入るの遅脉に於ける、胸[10]痺痓[11]病の沈遅に於ける、腸[12]癰の遅緊に於ける、是れなり。

亦辨ぜざるべからず。

---

(8)　補注(6)
(9)　補注(7)
(10)　補注(8)
(11)　補注(9)
(12)　補注(10)

## 要約

遅　呼吸一回につき三回脉至る

○虚寒の脉
┌脉遅を寒と為す（補注(1)）
└之れを下すと雖も、腹満故の如し。脉遅の故（補注(2)）

○遅にして緩—太陰　—桂枝加芍薬生姜人参新加湯（補注(3)）

○沈遅　—虚寒の最—四逆湯、通脉四逆湯（補注(4)・(5)）
┌発汗後、身疼痛し、脉沈遅—桂枝加芍薬生姜人参新加湯（補注(3)）
└下利、脉沈にして遅、下利清穀—通脉四逆湯（補注(4)）

「浮にして遅、表熱裏寒、下利清穀―四逆湯（補注(5)）

○熱に属する

- 陽明病、脈遅云云（補注(6)）
- 熱血室に入る、脈遅（補注(7)）
- 胸痺　沈遅、喘息、欬唾―括蔞薤白白酒湯（補注(8)）
- 痓病　沈遅、身体強、几几然（補注(9)）
- 腸癰　遅緊、少腹腫痞、膿未だ成らず、大黄牡丹皮湯（補注(10)）

## 補注

(1)傷寒、脈遅六七日、而して反って黄芩湯を与え、其の熱を徹す。脈遅を寒と為す。今黄芩湯を与え、復其の熱を除く。腹中応《まさ》に冷すべく、当に食する能わざるべし。今反って能く食す。此れ除中と名づく。必ず死す。（傷寒論識六三五頁）

(2)陽明病、脈遅、食用《も》って飽き難し。飽けば則ち微煩頭眩し、必ず小便難な

本証は通脉四逆湯の証と為す（傷寒論識）

り。此れ穀疸を作さんと欲す。之れを下すと雖も、胸満故《もと》の如し。然る所以の者は脉遅なる故なり。（傷寒論識四二〇頁）

(3)発汗後、身疼痛し、脉沈遅なる者は桂枝加芍薬生姜人参新加湯之れを主る。（傷寒論識一五四頁）

(4)下利、脉沈にして遅、其の人面少しく赤、身微熱有り、下利清穀する者は必ず鬱冒し、汗出でて解す。（傷寒論識六七五頁）

(5)脉浮にして遅、表熱裏寒、下利清穀する者は四逆湯之れを主る。（傷寒論識四六四頁）

(6)陽明病脉遅汗出づと雖も悪寒せざる者は其の身必ず重く、短気腹満して喘し、潮熱ある者、此れ外解せんと欲す、裏を攻むべし、手足濈然として汗出づる者、此れ大便已に鞕なり、大承気湯之れを主る。（傷寒論識四三〇頁）

(7)婦人、中風、発熱悪寒し、経水適《たまたま》来り、之れを得る七八日、熱除いて脉

遅身涼、胸脇下満し、結胸状の如く、讝語する者、熱血室に入るなり。（傷寒論識三二三頁）

(8)胸痺の病、喘息欬唾、胸背痛み、短気寸口脉沈にして遅、関上小緊数なり、括蔞薤白白酒湯之れを主る。（雑病論識二八六頁）

(9)太陽病、其の証備わり、身体強、几几然たり、脉反って沈遅は此れ痙と為す。括蔞桂枝湯之れを主る。（雑病論識二五頁）

(10)腸癰は少腹腫痞、之れを按ずれば即ち痛み、淋の如く、小便自調、時々発熱し、自汗出でて復悪寒し、其の脉遅緊なる者、膿未だ成らざるなり。之れを下すべし、大黄牡丹皮湯之れを主る。（雑病論識六三〇頁）

# 数

王叔和曰く、「数は脉の去来促急なり」。又曰く、「数とは進の名なり」。後藤省曰く、「脉数、俗呼んで之れを脉進と謂う。即ち病進むなり。一言以て蔽う可きに殆《ちか》し。男女老幼を問わず、内傷外感を別《わか》たず、若し指下脉数、或は兼ねて沈細を見れば則ち軽き者は必ず重く、重き者は必ず危く、危き者必ず死す。甚だ畏るべし」。汪石山曰く、「大凡病数脉を見れば多く治療し難し。久病の脉数は尤も宜しき所に非ず」と。

今之れを本論に徴するに細数最も悪候となす。曰く[1]、「太陽病、当に悪寒発熱すべし。今自汗出で、悪寒発熱せず、脉細数なる者は、医之れを吐するの過なり」。曰く、「夫れ[2]吐血、咳逆上気、其の脉数にして熱有り、臥を得ざる者は死す」と。

一呼吸に七六至の脉なり（栲窓）

数急にして脉動を算ることならぬもの（棗軒）

後藤省—艮山の子、字は身之、通称は仲介

汪石山—明の人、名は機。石山医案の著あり

(1) 傷寒論識二七一頁。但し医の上に以の字あり

(2) 雑病論識五四八頁

是れなり。
而して浮数は表熱の候と為す。
[3]曰く、「脉浮数なる者は法当に汗出でて解すべし」。
[4]曰く、「脉浮にして数なる者は発汗すべし、麻黄湯に宜し」。
[5]曰く、「傷寒、発汗し解す。半日許《ばかり》にして復煩し、脉浮数なる者は更に発汗すべし。桂枝湯に宜し」と。
是れなり。
又発汗すべからざる者有り。
[6]曰く、「発汗已《おわ》り、脉浮数、煩渇する者五苓散之れを主る」と。
是れなり。
又膿成るの候と為す者有り。
[7]赤小豆当帰散に曰く、「脉数」。
[8]「瘡癰篇」に曰く、「浮数」。
[9]大黄牡丹皮湯に曰く、「脉洪数」と。
是れなり。

(3) 傷寒論識一三五頁
(4) 傷寒論識一三七頁
(5) 傷寒論識一四五頁
(6) 傷寒論識一八〇頁
(7) 雑病論識九二頁（補注(1)）
(8) 雑病論識六二四頁（補注(2)）
(9) 雑病論識六三〇頁（補注(3)）

又灸すべからざる者有り。「[10]微数の脈、慎んで灸すべからず」と。是れなり。

又裏熱の候と為す。
[11]曰く、「病人脉数、数は熱と為す」。
[12]曰く、「脉数は解せずして、下止まざれば、必ず協熱して膿血を便す」と。
是れなり。

又愈ゆるの候と為す。
[13]曰く、「下利、脉数、微熱有りて汗出づるは自ら愈えしむ」。
[14]曰く、「下利、脉数にして渇する者、自ら愈えしむ」と。
是れなり。

又、「[15]脉数虚なる者は肺痿と為し、数実なる者は肺癰と為す」と曰う如きは、則ち一数中に自ら虚実の辨有り。

薛慎斎曰く、「人、数は熱と為すを知り、沈細中に数を見れば寒甚しと為すを知らず。真の陰寒の証は、脉常に一息七八至の者有り、

(10) 傷寒論識二六五頁（補注(4)）
(11) 傷寒論識二七二頁（補注(5)）
(12) 傷寒論識五一二頁
(13) 傷寒論識六七〇頁
(14) 雑病論識六〇三頁
(15) 雑病論識二三三頁

但し之を按じて無力にして数のみ、深く之れを察せよ」と。
夫れ数脈の陰陽に渉ること此の如し。要は数中に就いて其の虚実を求むるに在り。
又按ずるに[16]動数遅に変ずの数の如きは則ち二字義と為す。数の劇を謂うなり。

(16) 補注(6)
傷寒例は傷寒論識になし。
木村博昭釈義傷寒論より
引用した

## 要約

数

○細数—悪候
- 太陽病、悪寒発熱すべし。今自汗出で、悪寒発熱せず、脈細数なる者は医之れを吐するの過なり
- 吐血、咳逆上気、脈数にして熱有り—死

○浮数—表熱（発汗すべし）

脉浮数なる者汗出で解すべし
脉浮にして数、発汗すべし―麻黄湯
傷寒、発汗し解す。半日許、復煩し、脉浮数なる者、更に発汗すべし―桂枝湯
○浮数―発汗すべからず
発汗已り、脉浮数、煩渇する者―五苓散
○数―膿成るの候
脉数、赤小豆当帰散（補注(1)）
脉数「瘡癰篇」（補注(2)）
脉洪数なる者膿已に成るなり（補注(3)）
○数―灸すべからず
微数の脉、慎んで灸すべからず（補注(4)）
○数―裏熱の候
病人脉数、数は熱と為す（補注(5)）
脉数解せずして、下止まざれば、必ず協熱して膿血を便す
○数―愈ゆる候
「下利、脉数、微熱ありて汗出ずるは自ら愈えしむ

「下利、脉数にして渇する者、自ら愈えしむ

○脉数＜虚―肺痿
　　　　実―肺癰

薛慎斎曰く

数―熱なるも

　沈細数―寒甚し

　除寒の証―脉常に一息七八至、之れを按じて無力

要するに

数脉に細数と浮数とあり。数中に虚実あり

動数変遅―数の劇

## 補注

(1)病者、脉数、熱無く微煩し、黙黙但臥せんと欲し、汗出づ。初め之れを得る三四日、目赤く鳩眼の如し。七八日四眥黒し。若し能く食する者は膿已に成るなり。赤小豆当帰散之れを主る。（雑病論識九二頁）

(2)諸浮数の脉は応当《まさ》に発熱すべきにして反って洒淅悪寒す。若し痛む処あらば当に其の癰を発すべし。(雑病論識六二四頁)

(3)腸癰は少腹腫痞、之れを按ずれは即ち痛む云云、其の脉遅緊なる者、膿未だ成らず。之れを下すべし。当に血有るべし。脉洪数なる者膿已に成るなり。(雑病論識六三〇頁)

(4)微数の脉慎んで灸すべからず。火に因って邪と為れば則ち煩逆と為る。(傷寒論識二六五頁)

(5)病人脉数、数は熱と為す。当に消穀引食すべし。而《しか》るに反って吐する者は此れ発汗し、陽気を微ならしむを以てなり。膈気虚し、脉乃ち数なり。数は客熱と為す。消穀する能わず、胃中虚冷を以ての故に吐するなり。(傷寒論識二七二頁)

(6)凡そ病、厥を得て、脉動数、湯薬を服し、更に遅なり。脉浮大は小に減じ、初め躁後に静かなり。此れ皆愈ゆる証なり。(傷寒例)(木村傷寒論講義三九

四頁）

## 滑

『千金翼』に曰く、「之れを按じて珠子を動かすが如し、名づけて滑と曰う。滑は陽なり」。

滑伯仁曰く、「滑は濇ならざるなり、往来流利、盤珠を走らすが如し」と。

其の候熱実の脉と為す。

論[1]に曰く、「小結胸、病正に心下に在り、之れを按ずれば則ち痛む。脉浮滑なる者、小陥胸湯之れを主る」。

曰[2]く、「傷寒、脉浮滑、此れ表に熱有り、裏に寒有り、白虎湯之れを主る」。

曰[3]く、「傷寒、脉滑、而して厥する者、裏に熱有るなり。白虎湯之れを主る」。

曰[4]く、「脉滑にして数なる者は宿食有るなり。当に之れを下すべ

---

○往来流利して「盤に珠を走らす如し」と云うてスラスラとしてすべりのよき脉を云う（椁窓）

滑伯仁―名は寿、明の人。診家枢要などの著あり

(1) 傷寒論識三〇七頁

(2) 傷寒論識三九四頁

(3) 傷寒論識六五五頁

(4) 傷寒論識五〇九頁（補注(1)）

し」。

曰[5]く、「陽明病、譫語、潮熱を発し、脉滑にして疾なる者、小承気湯之れを主る」。

曰[6]く、「下利、脉遅にして滑なる者は実なり。利未だ止めんと欲せず。急に之れを下す。大承気湯に宜し」。

曰[7]く、「下利、脉反って滑、当に去る所有るべし。之れを下せば乃ち愈ゆ。大承気湯に宜し」。

曰[8]く、「若し口中辟辟として燥く。咳すれば即ち胸中隠隠として痛む。脉反って滑数なるは此れ肺癰と為す」と。

是れなり。

然れども虚家反って滑脉を見る者有り。是れ精気外泄の候なり。

学者、細心体認せざるべけん哉。

(5) 傷寒論識四四七頁
(6) 雑病論識六〇九頁
(7) 雑病論識六〇九頁
(8) 雑病論識二三三頁

## 要　約

滑

○熱実

小結胸云云脈浮滑—小陥胸湯

傷寒脈浮滑、表に熱有り、裏に寒あり—白虎湯

傷寒、脈滑而して厥す—裏に熱あり—白虎湯

脈滑にして数なる者—宿食あり—大承気湯（補注(1)）

陽明病、讝語、潮熱を発し、脈滑にして疾—小承気湯

下利、脈遅にして滑—大承気湯

下利、脈反って滑—大承気湯

口中辟辟として燥く。咳すれば脈反って滑数—肺癰

○虚家　滑脈をみることあり—精気外泄の候

## 補注

(1)陽明少陽合病は必ず下利す。脉滑にして数なる者は宿食有るなり。当に之れを下すべし。大承気湯に宜し。(傷寒論識五〇九頁)

# 濇

王太僕曰く、「濇は往来時に不利にして蹇濇するなり」。高世栻曰く、「濇なれば則ち往来艱渋し、刀竹を刮して阻滞するが如し」と。其の候、陰位に在りと為す。

論[1]に曰く、「陽脈渋、陰脈弦、法は当に腹中急痛すべき者、先ず小建中湯を与う」と。此れ先に陰位を制する者なり。

曰[2]く、「脈浮虚にして濇なる者、桂枝附子湯之れを主る」。

曰[3]く、「盛人脈濇小、短気自汗出づ。歴節疼んで屈伸すべからず」と。此れ其の陰位の稍深き者なり。

曰[4]く、「少陰病、下利、脈微渋、嘔して汗出づれば必ず数《しばしば》更衣するに、反って少き者は当に其の上を温め、之れを灸すべし」と。此れ其の陰位の最も劇しき者なり。

又以て亡血の候と為す。

---

濇と渋と義同じ（康熙字典）

蹇濇　ケンシュウ―とどこおる

刮　カツ―けずる

○往来不利して如刀刮竹と云うてサラサラとしてしぶる脈なり（栲窓）

高世栻―清の人、字は士宗。医学真伝の著あり

(1) 傷寒論識二二六頁

(2) 傷寒論識三八九頁

(3) 雑病論識一六二頁

(4) 傷寒論識六二四頁

曰く[5]、「寸口脉微にして渋、法当に亡血、若しくは汗出なるべし」と。是れなり。

凡そ濇の脉為る、古人以て気少の候と為す。論[6]に又曰く、「弦なる者は生く、濇なる者は死す」と。豈に畏れざるべけん哉。

(5) 雑病論識六三三頁。経文は微の上に浮の字あり

(6) 傷寒論識四四三頁

## 要約

濇脉

○陰位に在り
- 陽脉渋、陰脉弦―小建中湯（補注(1)）
- 脉浮虚にして濇なる者―桂枝附子湯（補注(2)）
- 盛人脉濇小、短気自汗出づ、歴節疼―陰位稍深（補注(3)）
- 少陰病、下利、脉微渋云云、灸治―陰位最も劇し（補注(4)）

○亡血

寸口脈微にして渋、法当に亡血若しくは汗出なるべし―金瘡（補注(5)）

○気少

弦なる者は生く、濇なる者は死す（補注(6)）

## 補注

(1)傷寒、陽脈渋、陰脈弦、法は当に腹中急痛すべき者先ず小建中湯を与う。差えざる者は小柴胡湯を与う。（傷寒論識二一六頁）

腹中急痛は少陽のときは脈弦、太陰のときは脈渋となるべきに今脈証互いに錯雑している。少陽太陰の合病とも云うべき病状である（論識による）

(2)傷寒八九日、風湿相搏ち、身体疼み煩し、自ら転側する能わず、嘔せず渇せず、脈浮虚にして濇なる者、桂枝附子湯之れを主る。（傷寒論識三八八頁）

(3)盛人脈濇小、短気自汗出づ。歴節疼み屈伸すべからず。此れ皆飲酒、汗出でて風に当りて致す所なり（雑病論識一六二頁）

(4)少陰病下利、脈微渋、嘔して汗出づれば、必ず数《しばしば》更衣するに、反って少き

者は当に其の上を温め之れを灸すべし。（傷寒論識六二四頁）

(5)問うて曰く、寸口脈浮微にして渋、法当に亡血若しくは汗出なるべし。設《も》し汗せざる者は何と云うか。答えて曰く、若し身瘡有らば刀斧を被り、傷つく所、亡血の故なり。（雑病論識六三三頁）

(6)傷寒、若しくは吐し、若しくは下後、解せず、大便せざること五六日、上《かみ》十余日に至り、日晡所潮熱を発す。悪寒せず、独語鬼状を見るが如し。―若し劇しき者は、発すれば則ち人を識らず、循衣摸牀、惕として安からず、微喘直視す。脈弦なる者は生く、濇なる者は死す。―微なる者は但発熱讝語す。大承気湯之れを主る。（傷寒論識四四三頁）

三蔵となして看るべし、大承気湯の易証と劇証とを示す。脈弦は邪実の候、脈濇は精虚の候（論識）

## 弦

王叔和曰く、「弦脈は弓弦を張るが如し」。巣氏曰く、「之れを按じて移らず、綽綽として琴瑟の絃を按ずるが如し」と。

弦は少陽の脈と為す。

論[1]に曰く、「傷寒、脈弦細、頭痛発熱ある者は少陽に属す」。

曰[2]く、「脈弦なる者は必ず両脇拘急す」。

曰[3]く、「脈弦遅なる者は此れ胸中実なり、下すべからざるなり」。

曰[4]く、「瘧脈自ら弦、弦数なるは熱多し。弦遅なるは寒多し」と。

是れなり。

然れども又陰位に属する者有り。

論[5]に曰く、「下利、脈沈弦なる者は下重なり」。

曰[6]く、「脈弦なる者は即ち脇下拘急して痛む」。

曰[7]く、「脇下偏痛し発熱し、其の脈緊弦は此れ寒なり。温薬を以て

---

巣氏—巣元方。諸病源候論の著者

(1) 傷寒論識五二五頁
(2) 傷寒論識三一二頁（補注1）
(3) 傷寒論識六二二頁（補注(2)）
(4) 雑病論識一二〇頁
(5) 傷寒論識六七四頁（補注(3)）
(6) 雑病論識三一三頁（補注(4)）
(7) 雑病論識三三〇頁

之れを下す」。

曰[8]く、「寒疝臍を遶って痛む。若し発すれば則ち自汗出で、手足厥冷し、其の脉沈弦なる者は大烏頭煎之れを主る」と。

是れなり。

又沈弦を以て衂候と為す。

曰[9]く、「病人面に血色無く、寒熱無く、脉沈弦なる者は衂す」と。

是れなり。

又以て飲の候と為す。

曰[10]く、「脉弦数は寒飲あり」。

曰[11]く、「脉沈にして弦なる者、懸飲内に痛む」。

曰[12]く、「其の脉弦、水有りと為す」と。

是れなり。

又雙弦と偏弦とを以て病を辨ずる者有り。

曰[13]く、「脉雙弦なる者は寒なり。脉偏弦なる者は飲なり」と。

是れなり。

(8) 雑病論識三三四頁。雑病論識は白汗に作る
(9) 雑病論識五四七頁
(10) 雑病論識三八一頁
(11) 雑病論識三八一頁
(12) 雑病論識四〇五頁（補注(5)）
(13) 雑病論識三七〇頁（補注(6)）

又以て愈ゆる候となす。
（曰く、）「下利、[14]脉反って弦、発熱自汗する者は自ら愈ゆ」と。
識らざるべからず。

底本、曰くの字無し
(14) 雑病論識六〇三頁

## 要約

弦

○少陽の脉

- 傷寒、脉弦細、頭痛発熱―少陽に属す
- 脉弦なる者必ず両脇拘急（補注(1)）
- 脉弦遅なる者は此れ胸中実なり、下すべからず（補注(2)）
- 瘧脉自ら弦、弦数なるは熱多し、弦遅なるは寒多し

○陰位

- 下利、脉沈弦なるは下重なり（補注(3)）
- 脉弦なる者は即ち脇下拘急して痛む（補注(4)）

┌脇下偏痛し其の脉緊弦、此れ寒なり。温薬を以て之れを下す──大黄附子湯
└寒疝臍を遶って痛む、若し発すれば則ち自汗出で云云、其の脉沈弦なる者
　大烏頭煎之を主る

○衂の候（沈弦）
病人面に血色無く、寒熱無く、脉沈弦なる者は衂す

○飲の候
┌脉弦数は寒飲あり
├脉沈にして弦なる者、懸飲内痛す
└其の脉弦、水有りと為す──十棗湯（補注(5)）

／雙弦──両手皆弦──停飲
＼偏弦──一手独り弦をみる──痰飲（補注(6)）

○愈ゆるの候
下利脉反って弦、発熱自汗する者は自ら愈ゆ

## 補注

(1)太陽病之れを下し、其の脈促、結胸せざる者は此れ解せんと欲すと為す。〔脈浮なる者は必ず結胸なり。脈緊なる者必ず咽痛す。脈弦なる者は必ず両脇拘急す。脈細数なる者は頭痛未だ止まず。脈沈緊なる者必ず嘔せんと欲す。脈沈滑なる者は協熱利す。脈浮滑なる者は下血す。〕（傷寒論識三一二頁）

(2)少陰病、飲食口に入れば則ち吐き、心中温温吐せんと欲し、復《また》吐す能わず。始め之れを得て、手足寒、脈弦遅なる者は此れ胸中実なり、下すべからざるなり。当に之れを吐すべし。若し膈上寒飲あり、乾嘔する者は吐すべからざるなり。急に之れを温む。四逆湯に宜し。（傷寒論識六二二頁）

(3)下利、脈沈弦なる者は下重なり。脈大なる者は未だ止まずと為す。脈微弱数なる者は自ら止まんと欲すと為す。発熱すと雖も死なず。（傷寒論識六七四頁）

論識では後半は脈を以て証を断ずるのは辨平二脈と似ているとし解釈してない

実は下すべし、胸中実は下すべからず、飲は吐すべし、寒飲は吐すべからず—仲景の立法なり

弦は飲なり、遅は寒なり（論識）

後人熱利の脈を論ずる者（論識）

(4)寸口脉弦なる者即ち脇下拘急して痛み、其の人嗇嗇として悪寒するなり。（雑病論識三一三頁）

(5)欬家、其の脉弦、水有りと為す。十棗湯之れを主る。（雑病論識四〇五頁）

(6)夫れ病人飲水多ければ必ず暴かに喘満す。凡そ食少く飲多く心下に停る。甚しき者は悸し微なる者は短気す。脉雙弦なる者は寒なり。〔皆大下後善く虚す。〕脉偏弦なる者は飲なり。（雑病辨要三七一頁）

# 細

王叔和曰く、「細脉は小にして、微より大、常に但細有るのみ」。

高世栻曰く、「細なるは細小髪の如く絲の如し」と。古人も亦云う、「蕕蓬《ゆうほう》の如く、蓋し其の柔細を状《あらわ》す」と。

按ずるに細脉に四等の別有り。脉細絶せんと欲すは厥陰と為し、微細を少陰と為し、沈細を湿痺と為し、浮細を解せんと為す。

論[1]に曰く、「太陽病十日以去、脉浮細にして臥を嗜む者は外已に解するなり」。

曰[2]く、「太陽病、関節疼痛して煩し、脉沈にして細なる者、此れ湿痺と名づく」。

曰[3]く、「少陰の病為る、脉微細、但寐《い》ねんと欲するなり」。

曰[4]く、「之れを下し復発汗す。必ず振寒脉微細なり」。

曰[5]く、「少陰病脉微細沈、但臥せんと欲し、汗出で煩せず、自ら吐

---

○其の状線の如く或はくも糸の如くなれど顕然として指に応ず。微脉の絶えんとすると自ら異る（棗軒）

蕕　ユウ—はぐさ、稲に似た雑草

蓬　ホウ—よもぎ

(1)　傷寒論識一〇五頁

(2)　雑病論識三四頁

(3)　傷寒論識五五三頁

(4)　傷寒論識一五〇頁

(5)　傷寒論識五七三頁

微細沈とは沈微、沈細のこと

汗出つ—裏虚して津液外泄する状

自ら吐せん欲す—陰寒上遂なり

せんと欲す。五六日に至って、自利し復煩躁し、臥寐を得ざる者は死す」。

曰[6]く、「少陰病、脉細沈数、病裏に在りと為す、発汗すべからず」。

曰[7]く、「手足厥寒、脉細絶えんと欲す」と。是れなり。

徐洄渓曰く、「寒熱の証、脉宜しく洪数なるべし。而るに反って細弱なるは則ち真元将に陥《おちい》らんとするなり」と。是れ亦知らざるべからず。

## 要約

細脉
- 1 脉細絶せんと欲す——厥陰
- 2 微細——少陰

(6) 傷寒論識五五九頁
細沈数—沈数細数なり

(7) 傷寒論識六五六頁
厥寒—外襲して冷

微細沈とは沈微、沈細のこと

汗出る—裏虚して津液外泄するの候

自ら吐せんと欲す—陰寒上逆なり

厥寒—外襲して冷

3 沈細 —湿痺

4 浮細 —解せんと欲す

(1)手足厥寒、脈細絶えんと欲す（当帰四逆湯）

(2)
- 少陰の病為る、脈微細、但寐ねんと欲するなり。之れを下し復発汗すれば必ず振寒し、脈微細内外倶に虚するを以てなり
- 少陰病脈微細沈、但臥せんと欲し、汗出で煩せず、自ら吐せんと欲す。五六日に至って、自利し復煩躁し、臥寐を得ざる者は死す
- 少陰病、脈細沈数、病裏に在りと為す、発汗すべからず

(3)太陽病、関節疼痛して煩し、脈沈にして細なる者、此れ湿痺と名づく

(4)太陽病十日以去、脈浮細にして臥を嗜む者、外已に解するなり

徐洄渓曰く

寒熱—脈洪数

若し細弱—真元将に陥んとす

# 促

銭天来曰く、「促脉とは脉来るの数に非ず、時に一至し、復来るの数なり。即ち急促も亦之れを促と謂うべし」と。按ずるに其の状、蹙《しゅく》促《そく》急速に三五斉《ひと》しからず、是れを以て古人一止の説有り。凡そ病者、邪気沸騰して外に盛んなれば則ち其の脉必ず蹙促す。血気下陥して裏に渋すれば則ち其の脉必ず止結す。此の結と促と自ら陰陽表裏気血の異有り。豈に混すべけん哉。是の故に、促の脉の為る皆表未だ解せざるの候と為す。

論[1]に曰く、「太陽病、脉促、胸満する者は桂枝去芍薬湯之れを主る」。曰[2]く、「太陽病、桂枝の証、医反って之れを下し、利遂に止まず、脉促なる者表未だ解せざるなり」。曰[3]く、「太陽病之れを下し、其の脉促、結胸せざる者、此れ解せんと欲するなり」と。

銭天来―清の人、名は潢。傷寒溯源集の著あり

蹙　シュク―さしせまる、緊迫する

促　ソク―うながす、せまる

(1) 傷寒論識六一頁。経文は太陽病の下に下之後の三字あり

(2) 傷寒論識九八頁

(3) 傷寒論識三一二頁

是れなり。

蓋し又、促の畏るべき者有り。[4]曰く、「傷寒、脉促、手足厥逆する者之れを灸すべし」と。是れ即ち短と隣を為す。亦表熱の促に非ざるなり。

(4) 傷寒論識六五四頁

## 要約

促

○表の未だ解せざる候

- 太陽病、脉促、胸満—桂枝去芍薬湯
- 太陽病、桂枝証、医反って之れを下し、利止まず、脉促なる者表未だ解せざるなり
  （喘して汗出づる者、葛芩連湯）
- 太陽病、之れを下し、其の脉促、結胸せざる者、解せんと欲するなり

○畏るべきもの

傷寒、脉促、手足厥逆—灸すべし

｛血気踴蹐、上に脱せんとするの候
　厥陰、表熱の促に非ず｝（『傷寒論識』の解）

# 洪

『脉法微旨』に曰く、「洪は春潮の初めて至るが如し。之れを按ずるに溜溜然たり」と。按ずるに洪は洪水の洪の如く、脉盛大なるを謂うなり。

其の候は熱進むの脉と為す。

論[1]に曰く、「桂枝湯を服し、大汗出でて脉洪大なる者、桂枝湯を与う」。

曰[2]く、「桂枝湯を服し、大汗出ずる後、大煩渇解せず、脉洪大なる者、白虎加人参湯之れを主る」と。

是れなり。

然れども又虚に属する者あり。蓋し盛大、神少きを其の辨と為す。

徐洄渓曰く、「病と脉とに各《おのおの》宜と不宜と有り、脱血の後の如く、脉宜しく静細なるべきに、反って洪大なるは則ち気も亦外脱するな

---

脉法微旨—医籍考にあるも著者を示さず

溜　リュウ—したたる、たまる

○洪脉は脉管緊張して外より見ゆるようになり、必ず浮緊を兼るものなり（棗軒）

(1)　傷寒論識六九頁

(2)　傷寒論識七〇頁

り」と。

是れなり。

又按ずるに、浮大と洪大と相似て少しく異る。浮大なる者は浮の甚しきなり、上部の熱と為す。

論に曰く、[3]「三陽合病、脉浮大、但眠睡せんと欲し、目合えば則ち汗す」。

曰く、[4]「結胸証、其の脉浮大なる者は之れを下すべからず」。

曰く、[5]「咳して上気す。此れ肺脹と為す。其の人喘し、目脱状の如し。脉浮大なり。越婢加半夏湯之れを主る」と。

是れなり。

又、但、大と曰う者有り。

「陽明病、脉大」[6]。「湿家其の脉大」[7]。「脉大なるは痺俠背に行《めぐ》る」[8]。「脉大なるは未だ止まずと為す」[9]と。

是れなり。

蓋し、脉に大小を言うは脉の体にして、脉名に非ず。故に大は乃

(3) 傷寒論識五二八頁
(4) 傷寒論識二九四頁
(5) 雑病論識二五六頁
○大とは洪大の脉にして小の反なり（栲窓）
(6) 傷寒論識四一四頁
(7) 雑病論識四三頁
(8) 雑病論識二〇四頁
俠背―背の両傍。底本は挟、金匱は俠
(9) 雑病論識六〇一頁

ち脉体の洪大、本位に過ぐるの謂、小は乃ち脉体の収斂、本位に及ばざるの謂なり。

又、洪大、邪に非ざる者有り。曰く、[10]「腹中痛、其の脉当に沈若しくは弦なるべきに、反って洪大なり。故に蚘虫有り」と。是れなり。

又、大は虚脉と為す。曰く、[11]「男子、平人、脉大は労と為す。極虚も亦労と為す」と。是れなり。

## 要約

洪―盛大なるを謂う

○熱進むの脉

(10) 雑病論識六五一頁

(11) 雑病論識一八九頁

桂枝湯を服し、大汗出でて、脈洪大なる者―桂枝湯
桂枝湯を服し、大汗出ずる後、大煩渇解せず、脈洪大なるもの―白虎加人参湯
○虚に属す（神少きなり）
脱血の後―脈静細、反って洪大―気も亦外脱す（徐洄渓）
○浮大は浮の甚しきもの、洪大と異る
三陽合病、脈浮大、但眠睡せんと欲し、目合えば則ち汗す（柴胡の証）
結胸証、其の脈浮大なる者下すべからず（結胸の証は脈沈緊なるべし）
咳して上気す。此れ肺脹と為す。其の人喘し、目脱状の如く、脈浮大なる者―越婢加半夏湯
○大
陽明脈大（補注(1)）
湿家、其の脈大（補注(2)）
脈大なるは痺、俠背に行る（補注(3)）
脈大なるは未だ止まざると為す（補注(4)）
大小は脈の体、脈名に非ず

大とは脉体の洪大
小とは脉体の収斂

○洪大―邪に非ず

腹中痛、其の脉沈または弦なるべきに、反って洪大―蚘虫

○大は虚脉

男子平人脉大は労と為す、極虚も亦労と為す

## 補注

(1)傷寒（三日）、陽明脉大。（傷寒論識四一四頁）

論識では三日の字疑うべしという

(2)湿家の病、身疼、発熱、面黄にして喘し、頭痛鼻塞して煩す。其の脉大、自ら能く飲食し、腹中和し、病無し。病は頭に在り寒湿に中《あた》る故に鼻塞す。薬を鼻中に内れば則ち愈ゆ。（雑病論識四三頁）

(3)人、年五六十、其の病脉大なる者は痺、侠背に行る。腸鳴を苦しむ。馬刀

侠背―背の両傍

俠瘻なる者皆労の為に之れを得。（雑病論識二〇四頁）

(4)下利、脉沈弦なる者は下重す。脉大なる者は未だ止まずと為し、脉微弱数なる者は自ら止まんと欲すと為す。発熱すと雖も死せず。（雑病論識六〇一頁）

# 弱

滑伯仁曰く、「弱は盛ならざるなり。極めて沈細にして軟、快快《おうおう》前《すす》まず、之れ按じて絶えんと欲し未だ絶えず、之れを挙げば即ち無きなり」と。

其の候太陰の正脈と為す。

論(1)に曰く、「太陰の病為る、脈弱」。

曰(2)く、「嘔して脈弱云云。四逆湯之れを主る」と。

微熱を挾めば則ち愈に向うの候と為す。

曰(3)く、「下利、微熱有りて渇す。脈弱なる者は自ら愈えしむ」と。是れなり。

又、陽従り陰に之《ゆ》くの候と為す。

論(4)に曰く、「陽浮にして陰弱」。

曰(5)く、「脈微弱なる者は此れ陽無きなり。発汗すべからず」。

---

滑伯仁―明の人、名は寿。診家枢要などの著あり

快快　オウオウ―心満足せず、たのしまざる状

○弱脈は軟弱にして力無きを云う（棗軒）

(1) 傷寒論識五四九頁（補注(1)）

(2) 雑病論識五八一頁　傷寒論識六九〇頁（補注(2)）

(3) 傷寒論識六六九頁

(4) 傷寒論識三五頁（補注(3)）

(5) 傷寒論識七三頁（補注(4)）

曰く[6]、「脉微弱なる者此れ本《もと》寒分有るなり」と。

是れなり。

然れども、又陽位に在る者有り。

曰く[7]、「太陽病、外証未だ解せざる者、脉浮弱なり」。

曰く[8]、「脉浮弱なる者、当に汗を以て解すべし」。

曰く[9]、「病を得る六七日、脉遅浮弱云云。小柴胡湯を与う」。

曰く[10]、「病を得る二三日、脉弱、太陽柴胡の証無く云云。小承気湯を以て少少与え、之れを和し、小安せしむ」。

曰く[11]、「黒疸、脉浮弱」と。

是れなり。

之を要するに、其の辨微弱と浮弱とに在り。然り而して浮弱は偶《たまたま》陰に属する者有り。

曰く[12]、「浮弱、之れを按じて絶する者は下血なり」と。

是れなり。

微弱偶《たまたま》陽に属する者有り。

(6) 傷寒論識三一〇頁（補注(5)）
(7) 傷寒論識一二三頁（補注(6)）
(8) 傷寒論識一二三頁（補注(6)）
(9) 傷寒論識二二三頁（補注(7)）
(10) 傷寒論識五〇二頁（補注(8)）経文には少々与え、微に之れを和すとある
(11) 雑病論識五〇八頁（補注(9)）
(12) 雑病論識五四七頁（補注(10)）

曰く、「太陽[13]、中暍、身熱疼重して脉微弱」と。是れなり。

高世栻曰く、「凡そ病、内虚する者脉弱を宜しと為し、洪大なれば則ち忌む」と。是れも亦識らざるべからず。

## 要約

弱

○太陰の正脉

「太陰の病為る、脉弱（補注⑴）

嘔して脉弱云云。四逆湯之れを主る（補注⑵）

○微熱を挾めば愈に向う

下利、微熱有りて渇す。脉弱なる者、自ら愈えしむ

○陽より陰へ之《ゆ》く（微弱）

「陽浮にして陰弱（補注⑶）

自ら愈とは薬を須《もち》ずして自愈を言うに非ず

⒀ 雑病論識六三頁（補注⑾）

脉微弱なる者は陽無きなり。発汗すべからず（補注(4)）
脉微弱なる者は此れ本寒分有るなり（補注(5)）
○陽位に在り（浮弱）
太陽病外証未だ解せざる者、脉浮弱なり（補注(6)）
脉浮弱なる者当に汗を以て解すべし（補注(6)）
（桂枝湯に宜し）
病を得る六七日、脉遅浮弱云云。小柴胡湯を与う（補注(7)）
病を得る二三日、脉弱にして太陽柴胡の証無く云云（補注(8)）
小承気湯
黒疸、脉浮弱（補注(9)）
弱 微弱 浮弱 とがある
○微弱に、また
陰に属す
浮弱之れを按じて絶する者は下血なり（補注(10)）
陽に属す
太陽、中暍、身熱疼して脉微弱（補注(11)）

高世栻曰く

内虚―脉弱なり

洪大―忌

## 補注

(1)太陰の病為る、脉弱、其の人続いて自ら便、利す。設《も》し大黄芍薬を行《や》るべき者は宜しくこれを減ずべし。其の人胃気弱く動き易きを以ての故なり。(傷寒論識五四九頁)

(2)嘔して脉弱、小便復《また》利し、身微熱有り、厥を見る者は治し難し。四逆湯之れを主る。(傷寒論識六九〇頁、雑病論識五八二頁)

(3)太陽中風、陽浮にして陰弱、陽浮なる者は熱自ら発し、陰弱なる者は汗自ら出づ。嗇嗇《しょくしょく》として悪寒し、淅淅《せきせき》として悪風し、翕翕《きゅうきゅう》として発熱し、鼻鳴乾嘔する者、桂枝湯之れを主る。(傷寒論識三五頁)

四逆湯之れを主るは微熱有りの下に移して看るべし。厥を見れば厥陰証である

陽浮而陰弱、而の字に転旋有るを見る

脉微弱以下は服後の例

臥する能わず但起きんと欲す—煩熱の状をさす。邪進んで裡に入るの候

(4)太陽病、発熱悪寒し、熱多寒少。脉微弱なる者は此れ陽無きなり。発汗すべからず。桂枝二越婢湯に宜し。(傷寒論識七三頁)

(5)太陽病二三日、臥する能わず但起きんと欲し、心下必ず結し、脉微弱なる者は此れ本寒分有るなり。(傷寒論識三一〇頁)

(6)太陽病、外証未だ解せず、脉浮弱なる者、当に汗を以て解すべし。桂枝湯に宜し。(傷寒論識一一三頁)

(7)病を得る六七日、脉遅浮弱、悪風寒、手足温、医二三之れを下し、食する能わずして、両脇下満痛し、面目及び身黄、頭項強し、小便難なる者、柴胡湯を与う。後必ず下重す。本渇して水飲み呕する者は、柴胡湯を与うに中《あた》らざるなり。穀を食する者噦す。(傷寒論識二一三頁)

(8)病を得る二三日、脉弱にして太陽柴胡の証無く、煩燥し心下鞕なり。四五日に至り、能く食すと雖も、小承気湯を以て少少与え、微に之れを和し、小安せしむ。六日に至って承気湯一升を与う。若し不大便六七日、小便少き者

は食する能わずと雖も、初頭鞕後必ず溏し、未だ定めて鞕と成らず。之れを攻むれば必ず溏す。小便利し屎定めて鞕を須《ま》ちて、乃ち之れを攻むべし。大承気湯に宜し。（傷寒論識五〇二頁）

⑼酒疸之れを下し、久久黒疸と為る。目赤面黒、心中蒜虀《さんせい》を噉《くら》うが状の如し、大便正黒、皮膚之れを爪するに不仁、其の脉浮弱、故に之れを知る。（雑病論識五〇八頁）

⑽病人、面に色無く、寒熱無く、脉沈弦なる者は衂す。浮弱手之れを按じて絶する者は下血す、頓欬する者は必ず吐血す。（雑病論識五四七頁）

⑾太陽、中暍、身熱疼重して脉微弱、此れ夏月冷水に傷けられて、水皮中を行くを以て致す所なり。一物瓜蒂湯之れを主る。（雑病論識六三頁）

蒜　サン―にんにく

**虀**　セイ、サイ―あえもの

# 微

王叔和曰く、「之れを按じて尽きんと欲すが如し」。滑伯仁曰く、「微は顕れざるなり。依稀《いき》軽細、有る若く無きが如し」と。気血倶に虚すの候と為す。本論に在っては少陰の正脉と為す。曰く、「[1]少陰病、脉微、発汗すべからず、亡陽の故なり」。曰く、「[2]少陰病、下利脉微なる者、白通湯を与う」。曰く、「[3]少陰病、下利清穀、裏寒外熱、手足厥逆し、脉微絶えんと欲す云云。通脉四逆湯之れを主る」と。是れなり。

蓋し厥陰と雖も、其の脉微に過ぎず、故に曰く、「[4]傷寒脉微にして厥し云云。此れ蔵厥と為す」。曰く、「[5]傷寒六七日、脉微、手足厥冷、煩燥す、厥陰に灸し、厥還らざる者は死す」と。是れなり。

又浮を帯びれば則ち病愈えるの候と為す。例に云う、「[6]少陰中風、脉微浮は愈えんと欲するなり」。曰く、「[7]厥陰中風、脉微浮は愈えん

○微脉は微小にして絶せんと欲す（棗軒）

依稀―ぼんやりとしている

(1) 傷寒論識五六〇頁
(2) 傷寒論識六〇三頁
(3) 傷寒論識六〇九頁
(4) 傷寒論識六四〇頁
(5) 傷寒論識六四九頁
(6) 傷寒論識五六四頁（補注(1)）
(7) 傷寒論識六三〇頁（補注(2)）

と欲するなり」と。是なり。

又陰位に陥ると雖も仍《なお》陽位に在る者有り。曰く、「脉[8]沈微、身大熱無き者、乾薑附子湯之れを主る」と。是れなり。

又微と雖も陽位に属する者有り。大[9]承気湯の微実に於ける、抵[10]当湯の微にして沈に於ける、瓜[11]蒂散の微浮に於ける、是れなり。

又精虚に属する者有り。曰く、「脉[12]微にして悪寒する者は此れ陰陽倶に虚す。更に発汗吐下すべからず」と。是れなり。

又中暍に属する者有り。一物瓜蒂湯に曰く、「脉[13]微弱」と。是れなり。

中風に属する者有り。曰く、「脉[14]微にして数、中風然らしむ」と。

蓋し、沈滞起たざる者と其の勢自ら振わざる者とは一脉中に自ら別有り、亦辨ぜざるべからず。

(8) 傷寒論識一五一頁（補注(3)）
(9) 傷寒論識四八八頁（補注(4)）
(10) 傷寒論識二七六頁（補注(5)）
(11) 傷寒論識三七三頁（補注(6)）
(12) 傷寒論識六四頁（補注(7)）
(13) 雑病論識六三頁（補注(8)）
(14) 雑病論識一四三頁（補注(9)）

## 要約

微

気血倶に虚すの候

○少陰の正脉

少陰病　脉微、発汗すべからず、亡陽の故なり

少陰病　下利脉微なる者、白通湯

少陰病　下利清穀、裏寒外熱、手足厥冷し、脉微絶えんと欲す云云—通脉

四逆湯

○厥陰と脉微

傷寒脉微にして厥し云云。蔵結と為す

傷寒六七日、脉微、手足厥冷、煩躁す

○浮を帯ぶ—愈えんと欲す

少陰中風　脉微浮は愈えんと欲すと為す（補注(1)）

厥陰中風　脉微浮は愈えんと欲すと為す（補注(2)）

○陰位に陥るも仍陽位に在り

脉沈微、身大熱無き者、乾薑附子湯（補注(3)）

○微と雖も陽位に属す

脉実なる者―大承気湯（補注(4)）

脉微にして沈―抵当湯（補注(5)）

微浮　瓜蒂散（補注(6)）

○精虚に属す

脉微にして悪寒する者は此れ陰陽倶に虚す。更に発汗吐下すべからず（補注(7)）

○中暍

脉微弱――一物瓜蒂湯（補注(8)）

○中風に属す

脉微にして数、中風、然らしむ（補注(9)）

## 補　注

(1)少陰中風、脉陽微陰浮なる者は愈えんと欲すと為す。（傷寒論識五六四頁）

傷寒論の原文は陽微陰浮とあり

はじめ太陽陽明の脉証あり。それで下し発汗して少陰に転病する者（論識）

(2)厥陰中風、脉微浮は愈えんと欲すと為す、浮ならざるは未だ愈えずと為す。（傷寒論識六三〇頁）

(3)之れを下して後、復発汗し、昼日煩躁し眠を得ず。夜にして安静、嘔せず渇せず、表証無く、脉沈微に、身大熱無き者、乾姜附子湯之れを主る。（傷寒論識一五一頁）

(4)病人煩熱し、汗出ずれば則ち解す。又瘧状の如く、日晡所発熱する者は陽明に属するなり。脉実なる者宜しく之れを下すべし。脉浮虚なる者宜しく発汗すべし。之れを下すは大承気湯を与う。発汗するは桂枝湯に宜し。（傷寒論識四八八頁）

(5)太陽病六七日、表証仍《なお》在り、脉微にして沈、反って結胸せず。其の人発狂する者、熱下焦に在るを以て、少腹当に鞕満なるべく、小便自利する者、血を下せば乃ち愈ゆ。抵当湯之れを主る。（傷寒論識二七六頁）

(6)病桂枝湯の証の如く、頭、痛まず項強ならず。寸脉微浮、胸中痞鞕、気咽

喉に上衝し、息するを得ざる者、此れ胸に寒有りと為すなり。当に之れを吐すべし。瓜蒂散に宜し。(傷寒論識三七三頁)

(7)太陽病之れを得て八九日、瘧状の如く発熱悪寒し、熱多寒少、其の人嘔せず、清便自可せんと欲し、一日二三度発す。脉微緩なる者は愈えんと欲するなり。脉微にして悪寒する者は此れ陰陽倶に虚す。更に発汗、更に下し、更に吐すべからず。面色反って熱色有る者は未だ解するを欲せざるなり。其の小汗出ずるを得る能わざるを以て、身必ず痒す。桂枝麻黄各半湯に宜し。(傷寒論識六四頁)

(8)太陽中暍、身熱疼重して脉微弱なり、此れ夏月冷水に傷つき、水皮中を行《め》ぐるを以て致す所なり。一物瓜蒂湯之れを主る。(雑病論識六三頁)

(9)夫れ風の病為る、当に半身不遂たるべし。或は但臂のみ不遂の者は此れ痺と為す。脉微にして数、中風、然らしむ。(雑病論識一四三頁)

発熱瘧状の如し—少陽の症に似たり。故に嘔せずといって否定す。熱多は陽明を疑う、故に清便自可とし、それを否定す

脉微以下は服後の例

面色以下も各半湯の証

## 虚

周正倫曰く、「虚は実ならざるなり。無力を虚と為す」と。按ずるに、軟弱骨に至って脉無きもの之れを無力と謂うなり。

蓋し、虚の脉為る、浮沈、遅数、洪大細小相差《さ》して在り。惟其の浮虚なる者は陽と為し、沈虚なる者を陰と為す。

論[1]に曰く、「脉浮虚なる者発汗すべし」。

曰[2]く、「傷寒五六日、結胸せず、腹濡、脉虚、復《また》厥する者下すべからず、此れ亡血と為す。之れを下せば死す」。

曰[3]く、「男子脉虚沈弦云云。此れ労之れを然らしむと為す」。

又曰[4]く、「脉極虚芤遅」。

曰[5]く、「脉虚弱細微なる者、善く盗汗するなり」と。

是れなり。

或《あるひと》曰く、「沈は虚脉の位を謂い、濇は虚脉の体を謂い、芤は虚脉

周正倫―明の人、名は礼。医聖階梯の著あり

差　サ―まじわる

(1) 傷寒論識四八八頁（補注(1)）

(2) 傷寒論識六五二頁　亡血とは亡津液のこと

(3) 雑病論識一九二頁（補注(2)）

(4) 雑病論識一九七頁（補注(3)）

(5) 雑病論識二〇三頁（補注(4)）

の形容を謂い、遅は虚脈の数を謂い、弱は虚脈の力を謂い、短は虚脈の情を謂う。之を外にして、虚脈なる者別に有る無きなり」と。

## 要約

虚

浮沈
遅数　　とあいまじわって在り
洪大細小

浮虚―陽
沈虚―陰

脈浮虚なるは発汗すべし（補注(1)）
傷寒五六日、結胸せず、腹濡、脈虚、復厥する者下すべからず、亡血と為す
男子脈虚沈弦、寒熱無く……労、之れを然らしむ（補注(2)）

┬脉極虚芤遅―桂枝加竜蠣湯（補注(3)）
└脉虚弱細微なる者善く盗汗す（虚労）（補注(4)）

虚脉（或曰）
- 位―沈
- 体―濇
- 形容―芤
- 数―遅
- 力―弱
- 情―短

このほかに別に虚脉あるなし

病人、太陽の証と陽明の証と誤り易き状態である。脉によってそれを決するのである

## 補注

(1)病人、煩熱、汗出ずれば則ち解す。―又瘧状の如く、日晡所発熱する者は陽明に属するなり。―脉実なる者宜しく之れを下すべし。脉浮虚なる者は宜しく発汗すべし。―之れ下すは大承気湯を与う。発汗は桂枝湯に宜し。（傷寒論識四八八頁）

(2)男子、脉虚沈弦、寒熱無く、短気裏急、小便不利し、面目白く、時に眼目瞑し、衂を兼ね、少腹満す。此れ労、之れを然らしむと為す。(雑病論識一九一頁)

(3)夫れ失精家は小腹弦急、陰頭寒く目眩し、髪落つ。一脉極虚、芤、遅は清穀、亡血、失精と為す。一脉諸の芤動微緊を得れば男子失精、女子夢交。桂枝加竜骨牡蠣湯之れを主る。(雑病論識一九七頁)

(4)男子平人、脉虚弱細微なる者善く盗汗す。(雑病論識二〇三頁)

虚労の脉は浮沈遅数の論なく必ず虚にして無力を視る

瞑—目眩

分ちて三段として解すべし

芤—浮大即ち微の反

動—鼓撃即ち緊の反

芤動と微緊と二脉

# 実

何夢瑤曰く、「結実之れを実と謂う。猪筋を按ずるが如し。又葱中の水充実するが如し」と。或曰く、「沈は実脈の位を謂い、滑は実脈の体を謂い、洪は実脈の形容を謂い、数は実脈の数を謂い、弦は実脈の力を謂い、長は実脈の情を謂う。之を外にして実脈なる者別に有る無し」と。

按ずるに実は虚の反、力有るを謂う。

其の候は邪気実すの脈と為す。

論[1]に曰く、「脈実なる者宜しく之れを下すべし」と。

是れなり。

然れども又実の畏るべき者有り。

曰[2]く、「傷寒、下利、日に十余行、脈反って実なる者は死す」。

曰[3]く、「久咳数歳、其の脈弱なる者治すべし。実大数なる者は死す」

---

何夢瑤――字は報之、西池と号す。清の人。医編の著あり

(1) 傷寒論識四八八頁

(2) 傷寒論識六七八頁

(3) 雑病論識四〇八頁

と。

是れなり。

学者須らく鼓動有力の中に就いて、其の表裏陰陽真仮を活看すべし。

## 要約

実（或曰）

- 位——沈
- 体——滑
- 形容——洪
- 数——数
- 力——弦
- 情——長

虚の反、力あるを謂う

○邪気実すの脈なり
脈実なる者宜しく之れを下すべし
○畏るべきもの
傷寒、下利、日に十余行、脈反って実なる者は死す
久咳数歳、其の脈弱なる者治すべし、実大数なる者には死す
要するに表裏陰陽真仮を活看すべし

# 趺陽　少陰

按ずるに、慧琳『蔵経音義』に云う、「趺は甫無の反、俗用の字なり。正しくは跗に作る」。鄭『周礼』に註して云う、「足の上なり」と。『説文』を按ずるに、跗趺無く、柎有り。云う、「闌足なり、転じて足上と為す。故に足に从って跗と作る」と。『詩』の小雅釈文に、「柎亦跗に作る」と。是れなり。後人諧声にて又趺に作る。

趺陽の脈とは足の趺上、五寸骨間の動脈に在りて所謂衝陽、是れなり。張氏以て胃を候《うかが》うの脈となす。

少陰の脈は足の内踝後、跟骨上動脈陥中に在り。所謂太谿、腎脈、是れなり。張氏以て下焦を候うの脈と為す。

蓋し、脈は是れ周身の活機、一気貫徹し、頭頂にして四末、臻《いた》らざる所なければ則ち其の動に於ける一ならざらんと欲すと雖も、得んか。況んや尺寸の脈路同一に出でて、而して病邪各部に瀰漫《びまん》する

蔵経音義―一切経音義とも云う。唐の僧慧琳撰す。仏典の文字の音と義とを解説した

説文―説文解字。後漢の許慎の撰

釈文―経典釈文。唐の陸徳明の撰

諧声　カイセイ―発音が同じ

趺陽の脈―今の足背動脈を云う

瀰漫　ビマン―ひろまる

に於いてをや。是れ深くを以て本論多く泛称に従い、必ずしも其の部を別たざるなり。後世三部に泥み、強いて其の異を論ずる者は妄なり。惟趺陽と少陰との来応は、低昂自ら同じからず、学者当に同じかざる処に就いて、以て其の順逆を察すべし。

論に曰く、「少陰、扶陽に負くる者は順と為す」と。是れなり。二脉の診、祗《まさ》に此の若き爾《のみ》。若し夫れ趺陽にして胃陽を論じ、少陰にして真元を論ずれば則ち古今医家の通説、固より其の理無きに非ず。而して徐彬の『傷寒論注』に趺陽を論じて最も詳悉、規とすべし。因りて拈出す。

徐彬曰く、「按ずるに、仲景歴節を論ずれば則ち曰く、『趺[1]陽脉浮にして滑、滑なれば則ち穀気実なり、浮なれば則ち自汗出づ』と。消渇を論ずれば則ち曰く、『趺[2]陽脉浮にして数、浮は則ち気と為す。数は即ち消穀して大堅く、気盛んなれば則ち溲数なり。溲数なれば即ち堅し。堅数相搏てば則ち消渇と為る』と。

水腫を論ずれば則ち曰く、『趺[3]陽脉浮にして数、浮脉は即ち熱、数

---

泛称―ひろくとなえる

三部―上部は顔面、中部を手、下部を足とし、上部は寸口、中部は関上、下部は尺中の脉にて、その部の病を知ることができるとする説である

傷寒論識六七二頁

徐彬―字は忠可、清の康熙中の人。金匱要略論註などの著あり

拈出　デンシュツ―ひねりだす

(1)　雑病論識一六二頁（汗向出に作る）

(2)　雑病論識四二四頁

則―論識は即に作る

(3)　雑病論識四五七頁

脉は即ち止む。熱止相搏って名づけて伏と曰う』と。

穀疸を論ずれば則ち曰く、[4]『趺陽脉緊にして数、数なれば則ち熱と為し、熱は則ち消穀す。緊は則ち寒と為り、食すれば則ち満と為る』と。

反胃を論ずれば則ち曰く、[5]『趺陽脉浮にして濇、浮は則ち脾を傷《いた》め、脾傷《いた》めば則ち磨せず、朝食暮吐、暮食朝吐す』と。

脾約を論ずれば則ち曰く、[6]『趺陽脉浮にして濇、浮は則ち胃気強く、濇は則ち小便数なり、浮数相搏てば則ち大便堅く、其の脾約と為る』と。

知る可し数証皆脾胃に関すと。皆是れ陽強陰弱なり。弱は則ち邪之れに客し、元気運する能わずして陽熱と比を為す。故に風湿を挟めば則ち歴節痛んで汗出ず。痛と汗出とは風湿の体、其の原は中土不調に由る。故に気餒え、以て肌肉の邪に勝つに足らざるなり。

気を挟めば則ち脾陰畜熱して消渇となる。熱結んで堅石の如く、



(4) 雑病論識五〇〇頁

(5) 雑病論識五七二頁

○五臓風寒積緊病脉証并治、麻子仁丸の条文

餒　ダイ—うえる

顙　ソウ―ひたい、あたま、
ほほ

虧損　キソン―かいていいた
める、害する

雑病論識四六六頁

雑病論識四八九頁

---

水と雖も以て之れを済うに足らざるなり。

水気相阻むに因れば、則ち水腫と為り、水、気の為に使われ潤下する能わずして、過顙と為るなり。

食積に因れば、寒湿相蒸し則ち穀疸と為る。

脾陰虧損に因れば、則ち食を磨する能わずして、反胃なり。

客風変易すれば則ち胃強にして脾約となる。但浮数は皆気熱なり、滑は則ち有余と為す。濇は則ち陰耗と為す。故に脾約丸は潤燥を以て主と為す。而して反胃は即ち難治と曰う。此れ則ち微に分有るのみ。

血分邪を受け、寒水相搏を論ずるに至っては、則ち曰く、『趺陽脈伏、水穀化せず、脾気衰えれば則ち鶩溏す。胃気衰えれば則ち身腫る』。

気分、心下堅大盤の如しを論ずれば、則ち曰く、『趺陽脈微にして遅、微は則ち気と為し、遅は則ち寒と為す、寒気不足、手足逆冷す、逆冷すれば則ち栄衛利せず、利せざれば則ち腹満脇鳴、相逐い気搏

雑病論識三〇八頁

つ』と。

腹満を論ずれば則ち曰く、『趺陽脉微弦、法は当に腹満すべし』と。已上皆脾胃虚寒は則ち腫と為り、満と為り、鶩溏と為り、腹鳴と為り、其の脉弦伏遅微に外ならざるを言うのみ」と。

趺陽の辨証最も明かつ切なり。惜しいかな今人此れを略して講せず、宜しく仲景手を握り、足に及ばざるの誚有るべきか。

---

## 要約

世上に寸関尺の脉にて病の所在を知り得るという説があるが、それは妄であると断じた。

少陰の脉と趺陽の脉とは同じでない。

趺陽—胃<br>
少陰—真元（腎）　＞を論ずるは通説、其の理無きに非ず

○徐彬の説が詳しい

歴節　趺陽脉浮にして
　滑―穀気実
　浮―自汗出ず

消渇　趺陽脉浮数
　浮則気―気盛なれば溲数
　数即消穀―便堅し

水腫　趺陽脉浮数
　浮は熱
　数は止

穀疸　趺陽脉緊而数
　数は熱―消穀
　緊は寒―食すれば満となる

反胃　趺陽脉浮而濇―浮は脾を傷む―磨せず

脾約　趺陽脉浮而濇
　浮は胃気強し
　濇は小便数
　　浮数相搏てば大便堅し

　皆是れ陽強陰弱なり

血分邪を受く　趺陽脉伏、水穀化せず
　脾気衰う―鶩溏
　胃気衰う―身腫る

気分、心下堅　趺陽脉微にして遅
　微則ち気と為す
　遅則ち寒と為す

腹満　　趺陽脉微弦

已上脾胃虚寒は腫と為り、満となり、鶩溏となり、腹鳴となる。
脉は弦伏遅微のみである。

# 附録

世に其の病を秘し、医をして脈を診せしめ、以て技の能否を試みる者有り。医も亦其の不知の拙に似たるを恥じ、孟浪《もうろう》臆断し、以て詭遇《きぐう》之れに中《あた》るを求むる者、自ら欺くの甚しと謂うべし。西土既に斯の弊有り。『直指方』『易簡方』往往之れを辨駁す。蘇子瞻曰く、「脉の明にし難きは古今病む所なり。至虚に盛候有り。大実に羸状有り。差の毫釐、疑似の間、便ち生死禍福の異有り。此れ古今病む所なり。病は医に謁せざるべからず。而して医の脉に明らかなる者、天下蓋し一二の数。騏驥は不時に有り。天下未だ嘗て徒行せず。和《わ》扁《へん》世に出でず、病者は終に徒死せず。亦其の長に因って其の短を獲る爾《のみ》。士大夫多く患う所を秘して以て診を求め、以て医の能否を験し、病を冥漠《めいばく》の中に索め、虚実冷熱を疑似の間に辨ぜしむ。医不幸にして失し、終に肯えて自ら失を謂わざれば、巧飾《こうしょく》遂に以て其の名

---

孟浪　モウロウ―でたらめ

詭遇　キグウ―正しい道によらずして他人の意に合うようにする

蘇子瞻―北宋の文人、政治家。名は軾、東坡と号す

不時―思いがけないとき、その時でない

和扁―古の名医、医和と扁鵲

冥漠　メイバク―くらい

巧飾―たくみにかざる

を全うするに非ず。不救に至っては則ち曰く、是れ固より難治なりと。間《まま》謹愿《きんげん》なる者有り。或は主人の言に因ると雖も、亦復参ずるに所見を以てし、両存して難治す。故を以て薬効かず。此れ世の常患にして、之れを悟る莫きなり。吾平生医を求む。蓋し平時に於いて、黙して其の工拙を験し、疾有りて療を求むるに至っては、必ず先ず尽《ことごと》く告《つ》ぐるに患う所を以てす。而る後に診を求め、医をして了然患の所在を知らしむなり。然る後に之れが診を求め、虚実冷熱、先に胸中に定めれば、則ち脉の疑似惑う能わざるなり。故に中医吾が病を治すと雖も、常に愈ゆ。吾は病の愈ゆるを求めるのみ。豈に医を困らすを以て事を為さん哉」と。

張三錫曰く、「今人止《ただ》脉に拠って薬を供す、謬らざる無からんと欲すも得られん乎。況んや豪富の家、婦人帷幔《いまん》の中に居り、復《また》帛を以て手臂を幪《おお》うをや。既に望色の神、聴声の聖無く、又切脉の巧を尽す能わず、未だ詳問を免れず、病家繁を厭い、以て術疎を為す。薬を得て服さざる者之れ有り。病を以て医を試み、命を以て薬を試む。

---

謹愿　キンゲン―つつしみ深く誠実である

張三錫―明の人、字は叔承。医学六要の著あり

帷幔　イマン―とばり

幪　モウ、ボウ―おおう

医復人命を軽視す。妄挙妄譚、両失ならざらんか」と。
嗚呼二公の言至れり尽せり。吾が党の小子、謂う斯語を事とせよ。

## 要　約

脉だけの診察で病気がわかるか否かによって医の良否を検するとの悪習がある。西土（中国）でもあり、『直指方』や『易簡方』でそれを辨駁している。

さらに蘇子瞻と張三錫の文章を紹介してその非を説き、門下生にこの悪習に染まぬよう訓戒した。

# 脉法私言の跋

脉診の法、扁倉諸家の論有りと雖も、率《おおむ》ね高遠幽微、後学窺い莫きなり。独り仲師の書脉証対挙し、其の旨統を得て、変化得て推す可し。叔和氏自りして已に其の旨統《しとう》を得ざるを奈《いか》にせん。後世に迄《いた》って理学盛行し、時師各門戸を立て、本論を藉《か》りて以て私説を済《な》す、実詣を舎《す》てて空理に折し、仲師の道遂に天下の裂と為る。

家兄栗園先生深く此に慨し、孜孜以て理学を排闢《はいへき》し、古医道を立つるを務と為し、方法を闡明《せんめい》し、以て後学を覚《さと》し、審らかに脉証を辨じ、以て沈痾《ちんか》を救う。向《さき》に『傷寒辨証』の著有り、継いて『脉法私言』の撰有り。仲景の道に於いて詳備明鬯《めいちょう》、復余蘊《うん》無し。豈愉快ならずや。後の学者、苟も此れに拠って隅反《ぐうはん》し、仲師と黙契する者、千歳而下、踵を接して起らん。然らば則ち斯の書の出ずるや以て従

旨統―趣旨と道統のこと

済　サイ―なす、なしとげる

沈痾　チンカ―年久しく治らない病

明鬯　メイチョウ―明らかなること

余蘊　ヨウン―余っているたくわえ

隅反　グウハン―一隅をあげて他の三隅を知る、類推する（出典論語）

而下―以下に同じ

前の陋習を一掃するに足る。豈に翅《ただ》に疾病に之れを設くるのみならん哉。其の私言と曰うは先生自ら言うのみ。

弘化乙巳季冬

弟惟精謹んで識す

余往年此の書を著し以て弟惟精に郷里に示す。亡幾《いくばくもなく》祖母及び弟月を同じくして病没す。余匍匐喪に趨り、其の遺篋《いきょう》を閲して、此の跋を得たり。蓋し絶筆なり。今茲癸丑の秋、及門の諸子、此の書を活刷し、以て謄写の労を省く。余乃ち其の文を出だし、之を附す。手痕猶新にして隴草三たび易《か》えたり。哀しい哉。

惟常識此甫誌す

---

弘化乙巳—一八四五年

亡幾—無幾、まもなく

遺篋　イキョウ—故人の書を入れた箱

癸丑—嘉永六年、一八五三年

隴草　ロウソウ—墓地の草

万全―万に一つも失敗がない

圭臬　ケイゲツ―法度、標準

---

# 脈法私言の跋

陳緘斎曰く、「善く脈を観る者は陰を知れば則ち陽を知り、陽を知れば則ち陰を知る。心を以て察すべし。指を以て別つべし。類を以て求むべし。意を以て会すべし。以て万全たるべし。至道淵微、此れに逾《こ》ゆる莫し」と。誠なる哉斯の言や。以て脈学の圭臬《けいげつ》と為すべし。疾医の職為る、審病の八道に在り。何をか八道と謂う。曰く、陰陽表裏虚実寒熱、是れなり。苟も病有れば則ち望んで其の色を観、聞いて其の声を識り、問うて其の情を察し、而して其の病情病機、得て知るべし。然れども外熱裏寒の急、表寒裏熱の険有り、而して至虚に盛候有り、太実に羸状有り。之れを切脈に疑似の間に徴して差誤無くば、則ち八道に於いて何の難きか之れ有らん。蓋し脈法精微、通暁易すからず。故に説、簡易に非ずんば則ち脈状を体認する能わず。的切に非ずんば病位を推量する能わず。若し夫れ蔵府経絡七表八裏九道の論理密にして辞繁なり。復治療に益無きなり。吾が師栗園先生、傷寒雑病論中十有六脉及び趺陽少陰の勝負を論じ、古人脉説の着実なるを折衷し、刪繁冗取し、簡易以て脉の経緯を定め、以て脉学の法と為し、名づけて『脉法私言』と曰う。吾が党の士、斯の書に就いて昕夕《きんせき》講究し、誠心を対証に推し、精神を持脉に寓し、脉機の相類し辨じ難き者は則ち心を以て之れを察し、意を以て之れを会し、指頭に自然に了得すれば則ち至道淵微と雖も、庶幾《こいねがわく》ば活人の手段以て万全たるべし。何ぞ亦蔵府経絡七表八裏九道を之れ云わん。往昔敬在塾の日、同窓と相謀り活刷以て毛錐の労に代う。今又其の鑑本の乏しきを以て再刷広布し、以て諸《これ》を同社に頒たんと欲す。抑脉学の津梁、吾将に斯の書を挙げ、以て世の医門に公にせんとすと云う。明治十四年暮秋、土佐　黒岩為敬　永類薬室にて誌す。

脉法私言跋　終

刪繁冗取—繁冗を刪取する
繁冗—繁雑な無駄な言
昕　キン—よあけ
毛錐—毛筆のこと
鑑本—かがみとなる本
・原本不とあるも訂す

## 附添

『栗園遺訓』より

脉学は先ず浮沈の二脉を経とし、緩急、遅速、滑渋の六脉を緯として、病の進退、血気の旺盛を考究するときは、其の余の脉義、追追手に入るものなり。

脉を捨てて証を取ることあり、脉沈遅に柴胡湯、承気湯を用ゆるの類これなり。証を捨てて脉をとることあり、麻附細辛湯、四逆湯を用ゆるの類これなり。取捨の間、即ち医の枢機なり、精苦分別すべし。

## 『医学辨要』より

脉を診するには先ず大綱を立つべし。其の大綱とは脉の大小、浮沈、遅数の六脉是れなり。此の六脉を分つには挙按、形状、往来を以て分つなり。

大小は脉の形状

浮沈は脉の挙按

遅数は脉の往来なり

先ずこの六脉を基礎とし、又緊緩滑濇の四の脉勢を分つべし。此の四勢はいずれも挙按形状往来ともに兼ね見《あら》わすなり。此の四脉さえよく分別すれば其の外の脉は領会し易きなり。

又陰陽を以て分たず、表裏を以て分つ。浮は沈の表、遅は数の裏、滑は濇の表、緊は緩の裏、かように表裏を立て、表にて分ち難きは裏にて分つ。裏にて分け難きは表にて分つべし。

脉浮は其の邪の表に在るを知り、沈は裏に在るを知り、緊数は熱の盛んなるを知り、遅緩は熱の衰うるを知り、浮数は表熱とし、微緩は愈ゆるを欲すとし、微細は虚寒とし、洪大は邪気の盈実とするの類、是れ皆脉の大経大法、彼此参伍して精診すれば、疑似を決すべく、変化辨ずべく、疾病其の情を逃るる所なし。

『栗園一夕話』より

和田東郭曰く、「病人を診するに、医者篤《とく》と心を沈め、呼吸を静かにして、大事に診すべし。医者が病人になり、病人が医者になるようにすべし。脉というものは神彩と云う者あり。神彩とは胃の気の脉なり。たとい劇病の人、沈微沈細の脉を見《あらわ》すとも、医者篤《とく》と心を沈め、呼吸を大事にして、数遍取りかえし見れば、底に言語に述べがたき美《うつ》くしき気味ある者なり、心得うべし。是れが劇病を劇視すること勿れと云うなり。故に医者の心得《こころえ》ある者は平生呼吸のくるわざるようにすべし。然らざるときは脈の神彩あることを知れぬ。故に『素問』に微妙有脈とあり、如何にも微妙なる者なり」。

畑柳安曰く、「虚実の要は脈診より逃るる莫し。如し脈の真に神有り、真に力有る者、証候合すれば方に真の実証と為す。脈の力あるに似て、神あるに似たる者は証候実と雖も便ち是れ仮実なり。況んや脈の全く神無く、全く力無き者をや」と。

二説、相参じて脈の深味を知るべし。

# 余　説

脈学は古来理解困難であるとされている。それは流派が多く、混乱していることにも由るが、脈書は指の感触を文字で表現することにあろう。仏家の説によると仏家の経典は仏教そのものでなく、譬えば月を指す指であるという。脈学の書も同じであると言いたい。

昭和の初頭、西洋医学では脈波の描写が行われた。しかし、心臓病の診断に心電図がより、確実であるとの理由で、脈波描写は衰頽し、現在は脈をみることさえ軽視されている。

漢方医学では脈は診断よりも、病勢の変化、予後の判定、薬方の選択の参考などに使用されるので、臨床家にとって必修である。それには本書の熟読吟味と臨床経験の蓄積が望まれる。

他方本書は脈学より見た傷寒論とも言えよう。傷寒論を真に理解会得するには単なる読解に止まらず多方面より検索考究しなければならない。すなわち薬方からは類聚方など、薬物では薬徴、傷寒薬議、古方薬議など、証候よりは長沙証彙、傷寒雑病辨証、吐法よりは傷寒吐則などであり、本書は脈学より傷寒論を考究する教本といえる。要するに傷寒論をよりよく会得するための必修の教本であると断言したい。

〔訓注者略歴〕
明治45年　山形に生れる。
昭和10年　慶応大学医学部卒、同内科勤務。
昭和21年　慶応大学医学部講師、30年同助教授、46年同教授となり、
52年停年退職。以後57年まで客員教授。
昭和３年頃より木村済世塾において、木村博昭先生以下諸先生の薫育
を受け、漢文を新田興先生に学ぶ。

脈法私言〔新装版〕

2016年8月25日　第1刷発行

訓注者　長谷川弥人
発行者　谷口　直良
発行所　㈱たにぐち書店

〒171-0014　東京都豊島区池袋2-69-10
TEL. 03-3980-5536　FAX. 03-3590-3630